国家卫生健康委员会"十三五"规划教材

全国高等职业教育配套教材

供医学影像技术、放射治疗技术专业用

医学影像设备学 实训与学习指导

主　编　李　燕　黄祥国

副主编　史晓霞　刘颖辉　刘　红

编　者（以姓氏笔画为序）

马敬研（天津医学高等专科学校）

王衍子（山东医学高等专科学校）

史晓霞（内蒙古科技大学包头医学院）

刘　红（上海健康医学院）

刘颖辉（白城医学高等专科学校）

李　燕（雅安职业技术学院）

杨海峰（山东新华医疗器械股份有限公司）

吴春兴（中山大学附属第三医院）

岳若蒙（南阳医学高等专科学校）

周　晚（咸阳职业技术学院）

周　鑫（江西医学高等专科学校）

胡　昊（肇庆医学高等专科学校）

秦志刚（四川卫生康复职业学院）

高海燕（山东医学高等专科学校）

黄祥国（永州职业技术学院）

董晓军（湖南医药学院）

蒋彬斌（永州职业技术学院）

蔡惠芳（北京卫生职业学院）

人民卫生出版社

·北　京·

图书在版编目(CIP)数据

医学影像设备学实训与学习指导/李燕,黄祥国主编. —北京:人民卫生出版社,2021.12
ISBN 978-7-117-32609-4

Ⅰ.①医⋯ Ⅱ.①李⋯②黄⋯ Ⅲ.①影像诊断-医疗器械学-高等职业教育-教学参考资料 Ⅳ.①R445

中国版本图书馆 CIP 数据核字(2021)第 269732 号

人卫智网	www.ipmph.com	医学教育、学术、考试、健康,
		购书智慧智能综合服务平台
人卫官网	www.pmph.com	人卫官方资讯发布平台

医学影像设备学实训与学习指导
Yixue Yingxiang Shebeixue Shixun yu Xuexi Zhidao

主　　编:李　燕　黄祥国
出版发行:人民卫生出版社(中继线 010-59780011)
地　　址:北京市朝阳区潘家园南里 19 号
邮　　编:100021
E - mail:pmph @ pmph.com
购书热线:010-59787592　010-59787584　010-65264830
印　　刷:人卫印务(北京)有限公司
经　　销:新华书店
开　　本:787×1092　1/16　印张:9
字　　数:242 千字
版　　次:2021 年 12 月第 1 版
印　　次:2022 年 2 月第 1 次印刷
标准书号:ISBN 978-7-117-32609-4
定　　价:26.00 元
打击盗版举报电话:010-59787491　E-mail:WQ @ pmph.com
质量问题联系电话:010-59787234　E-mail:zhiliang @ pmph.com

前　言

《医学影像设备学实训与学习指导》为《医学影像设备学》(第4版)的配套教材,是在前版的基础上结合我国医学影像技术、放射治疗技术专业的特点,突出职业教育教材属性,对接专业岗位需求的指导思想下进行了修订。编写时遵循"三基""五性""三特定"原则,依据高职医学影像技术、放射治疗技术专业的培养目标,以学生为主体,遵循上版结合教学实际和工作实践的特点,将"理论与实践""知识与技能"融为一体,以常规X线机、数字X线设备、CT、MRI、US、核医学成像设备等为载体,重点训练学生对于影像设备的操作、维修、安装、调试、检测、维护等技能,培养学生分析、解决影像设备问题的综合能力。

全书内容分为三篇,第一篇是习题集,题型包括名词解释、填空题、单项选择题、多项选择题、判断题、简答题和综合题。第二篇是实训指导,共收集了50个实验实训项目,它继承了上版注重基础训练的特点,以X线设备的基本结构、主要电路和工作程序为重点,对于CR、DR、DSA、MRI、核医学成像设备等大型影像设备,在上版见习的基础上加强了对设备的认知和操作训练。第三篇是习题集答案。

本书是集体智慧的结晶,参与编写的有18位编者,既有来自全国不同学校教学一线的骨干教师,也有来自行业企业放射医学技师、高级工程师,都具有扎实的理论知识和丰富的实践经验。在本书编写过程中,永州职业技术学院、雅安职业技术学院、山东医学高等专科学校、山东新华医疗器械股份有限公司等单位的领导和同仁们给予了大力支持和关怀,在此表示衷心感谢! 同时,对为本书提出许多宝贵意见和建议的专家、教师们,以及为本书提供参考的前版和相关参考文献的编写人员,表示最诚挚的敬意和衷心的感谢!

由于编者水平有限,书中疏漏甚至错误之处在所难免,恳请使用本书的广大师生批评指正。

李　燕　黄祥国
2021年10月

目 录

第一篇 习 题 集

第二篇 实 训 指 导

第三篇　习题集答案

第一篇 习 题 集

第一章　　绪论

一、名词解释

1. CT
2. MRI
3. US
4. ECT
5. SPECT
6. PECT
7. SCT
8. MSCT
9. DSA
10. CR
11. DR
12. PACS

二、填空题

1. 伦琴于_____年_____月_____日发现了 X 线,随后世界上第一支高真空热阴极固定阳极 X 线管于_____年问世。

2. X 线机的发展可分为_____、_____、_____、_____四个阶段。

3. X 线设备是通过测量透过人体的 X 线来实现人体成像的,此类设备主要有_____、_____、_____、_____、_____等。

4. X-CT 于_____年问世,它以_____成像为主,它的诞生使 X 线进入了层面影像时代,是 X 线在医学应用上的一次重大革命。

5. 用于人体 MRI 成像的原子核为_____,MRI 无电离辐射,不存在辐射危害。

6. 超声成像通常是利用超声波的_____和_____成像,以人体组织器官形态结构进行观察的检查方法。

7. 核医学设备是通过有选择地测量摄入体内的放射性核素所发出的_____射线来实现人体成像的设备。

三、简答题

1. 简述医学影像设备的发展历程。
2. 简述各种医学影像设备的应用特点。

第二章　X 线发生装置

一、名词解释

1. 实际焦点
2. 有效焦点
3. 标称有效焦点
4. X 线管的最高管电压
5. X 线管的最大管电流
6. X 线管的最长曝光时间
7. X 线管的容量
8. X 线管的标称功率
9. 空间电荷
10. 高压电缆击穿
11. 变压器油老化
12. 三钮制控制
13. 二钮制控制
14. 锁止器
15. 栅比
16. 栅密度

二、填空题

1. 固定阳极 X 线管由_____、_____、_____组成。
2. 固定阳极 X 线管的阳极由_____、_____、_____组成。
3. 固定阳极 X 线管阳极柄的主要作用是_____。
4. 固定阳极 X 线管的阴极由_____、_____、_____和_____组成。
5. X 线管灯丝的作用是_____。
6. X 线管的灯丝采用钨材料制成,钨具有_____、_____、_____、_____等特点。
7. 聚焦槽的作用是_____。
8. 有效焦点的标称值的大小主要与_____、_____、_____等有关。
9. 现在旋转阳极 X 线管的靶盘一般采用_____制成,利用_____或_____做靶基。

10. 阳极特性曲线是指 X 线管灯丝加热电压一定时，_____与_____的关系曲线。

11. 软 X 线管的阳极靶面一般由_____材料制成。

12. 软 X 线管的阴极与阳极之间的距离一般为_____，其最高管电压一般不超过_____kV。

13. 软 X 线管一般用_____作为输出滤过窗口。

14. X 线机高压变压器的工作原理与普通变压器相同，它是一个初、次级线圈匝数比很_____的_____变压器。

15. X 线机高压变压器的结构主要由_____、_____、_____、_____和_____等组成。

16. 为提高高压变压器的效率，其初、次级线圈通常绕在铁芯的_____上，初、次级间套上绝缘筒绝缘。

17. 对于双焦点 X 线机，需要设置两个灯丝加热变压器，分别称为_____和_____。

18. X 线管的灯丝加热变压器由_____、_____、_____组成。

19. 为提高 X 线管的灯丝加热变压器效率，次级线圈与初级线圈通常绕在_____，之间用绝缘筒隔开。

20. 高压硅整流管的内部结构是用_____做成的多个二极管用_____逐个串联而成。

21. 在单相四管桥式高压整流电路中，当一支整流管断路后 X 线管电流指示约变为正常值的_____。

22. 高压电缆的作用就是将高压发生器产生的_____和_____输送给 X 线管。

23. 高压电缆的结构从内到外依次由_____、_____、_____、_____和_____组成。

24. X 线机的高压电缆芯线的数目有_____、_____和_____等。

25. 高压电缆绝缘层的作用是_____。

26. 高压电缆半导体层的作用是_____。

27. 高压发生器里面变压器油的作用是_____和_____。

28. 在 X 线机中，高压发生器用的变压器油的绝缘强度要求大于_____，而组合机头和 X 线管管套内用的变压器油的绝缘强度要求大于_____。

29. 45 号变压器油的"45 号"指的是_____。

30. 控制台由_____和_____两部分组成。

31. X 线机控制台面板上的显示器件主要有_____和_____。

32. 常规 X 线机控制台面板上的显示仪表一般多用_____，而现代触摸式调节的 X 线机常用_____显示。

33. 在控制台内部的布局中，一般体积大、重量重的部件如_____、_____、_____等排布在控制台内部的底层。

34. 单钮制控制的 X 线机摄影时，只需要选定_____，即可进行曝光。

35. 零钮制控制的 X 线机摄影时，只需要选定_____，即可进行曝光。

36. 一般测量电压用表有_____表和_____表两种，在 X 线机中常用_____表。

37. 磁电式表不能直接测量交流电压，故在测量中需加装_____后才能用于交流环境。

38. X 线机中千伏表是用来_____的仪表。

39. X 线机中毫安表是用来_____的仪表。

40. 在 X 线机电路中毫安表串联接在_____的电路中，实物安装在_____上。

41. X 线管管头支持装置有_____、_____、_____等几种结构形式。

42. 一般 X 线管组件支持装置由 _____、_____、_____、_____、_____ 等组成。

43. 常用的锁止器有 _____、_____ 两种。

44. 滤线栅栅板铅条会聚线到栅板的垂直距离叫 _____；铅条高度与相邻铅条间隙之比称为 _____；单位距离每厘米内所排列的铅条数称为 _____。

45. 常用的活动滤线器主要有 _____ 和 _____ 两种，其中前者又分为 _____ 和 _____。

三、单项选择题

1. 目前旋转阳极 X 线管靶面采用的材料为
   A. 钨铜合金　　　　　B. 镍铁合金　　　　　C. 铼钨合金　　　　　D. 镍钨合金

2. 使用 X 线管规格表时必须要考虑误差因素,我国规定管电压允许误差为
   A. ±5%　　　　　　　B. ±10%　　　　　　C. ±15%　　　　　　D. ±20%

3. 使用 X 线管规格表时必须要考虑误差因素,我国规定管电流允许误差为
   A. ±5%　　　　　　　B. ±10%　　　　　　C. ±15%　　　　　　D. ±20%

4. X 线管灯丝电子的发射率决定于
   A. 千伏数　　　　　　B. 曝光时间　　　　　C. 灯丝温度　　　　　D. 焦点大小

5. X 线管具有很高的真空度,能够
   A. 防止吸收软 X 线　　　　　　　　　　　B. 提供良好的热隔离
   C. 防止电子在碰撞中损失能量　　　　　　D. 能够用来自整流

6. 高速 X 线管的实际转速为
   A. 2 800r/min　　　　B. 3 000r/min　　　C. 8 500r/min　　　D. 9 000r/min

7. 高压发生器的作用**不包括**
   A. 产生并输出高压　　　　　　　　　　　B. 完成对交流高压的整流
   C. 产生并输出灯丝加热电压　　　　　　　D. 产生并输出控制电路所需的各电压

8. 下列叙述**错误**的是
   A. 高压变压器的次级匝数多,绕制用线很细
   B. 高压变压器是一个可升压、降压的普通变压器
   C. 高压变压器铁芯的制造方法通常有叠制法和卷制法
   D. 便携式 X 线机的高压变压器一般封装在组合机头中

9. 关于高压变压器在设计和制作上的叙述,**错误**的是
   A. 为提高效率,初、次线圈绕在同一臂上
   B. 次级线圈的外层末端常接一铜片,方便外接焊线
   C. 各层间均需有良好的绝缘
   D. 初、次级线圈匝数多,均绕成阶梯状

10. 下列关于灯丝变压器的说法,**错误**的是
    A. 初、次级之间必须要有良好的绝缘
    B. 灯丝加热变压器必须要有足够的容量
    C. 初级线圈工作电流较大,所用的导线比次级线圈直径粗
    D. 灯丝加热变压器指的是给 X 线管提供灯丝加热电压的变压器

11. 下列关于高压电缆的叙述,**错误**的是

A. 高压电缆的芯线排列方式常为三角形

B. 高压电缆的作用是为 X 线管输送管电压

C. 半导体层的作用是消除绝缘层外表面与金属屏蔽层之间的静电场

D. 金属屏蔽层的作用是当高压电缆击穿时保护操作者及患者

12. 工频 X 线机调节管电压是通过改变高压变压器的

    A. 初级匝数   B. 次级匝数   C. 初级输入电压   D. 次级输出电压

13. 某台工频 X 线机高压变压器初级输入 200V 时,次级输出电压为 100kV,则变压比为

    A. 1:200   B. 1:300   C. 1:400   D. 1:500

14. 工频 X 线机是怎么调节灯丝加热温度的

    A. 改变电源电路的输入电压   B. 改变电源电路的输出电压

    C. 改变灯丝加热变压器的初级电压   D. 改变灯丝加热变压器的次级电压

15. 在工频 X 线机电路中,高压整流器位于

    A. 电源输出电路   B. 高压变压器次级与 X 线管之间

    C. 高压变压器初级电路   D. 灯丝变压器电路的初级电路

16. 以下属于 X 线机高压部件的是

    A. 灯丝加热变压器   B. 空间电荷抵偿器

    C. 稳压器   D. 自耦变压器

17. 以下**没有**布局在控制台面板上的元部件是

    A. 毫安表   B. 技术选择器

    C. 接触器的灭弧栅   D. 千伏表

18. 工频 X 线机供电的总枢纽是

    A. 高压变压器   B. 外电源   C. 灯丝变压器   D. 自耦变压器

19. 关于谐振式磁饱和稳压器的叙述,正确的是

    A. 输出电压稳定,变化率仅为 5%   B. 电源能量损耗非常小

    C. 目前生产的稳压器效率还不高   D. 稳压器的线圈同普通变压器

20. 关于空间电荷抵偿器的作用是

    A. 抵偿因空间电荷带来的管电流的变化

    B. 抵偿因空间电荷带来的管电压的变化

    C. 抵偿电源电压的变化而带来的灯丝加热电压的变化

    D. 抵偿因管电流的变化而带来的管电压的变化

21. 千伏表两端的工作电压一般为

    A. 数十伏   B. 数百伏   C. 数千伏   D. 40~100kV

22. 一般要求支持装置应具有活动方向的数目有

    A. 3   B. 6   C. 8   D. 5

23. 栅板铅条会聚线到栅板的垂直距离称为

    A. 栅距   B. 栅比   C. 栅密度   D. 焦距

四、多项选择题

1. 产生 X 线的基本条件有

    A. 提供足够数量电子的阴极灯丝   B. 使阴极电子作高速定向运动的强电场

    C. 具有受电子轰击而辐射 X 线的物质   D. 输送高电压的电缆

2. 固定阳极 X 线管的组成有
   A. 玻璃壳　　　　　B. 靶面　　　　　C. 轴承　　　　　D. 灯丝

3. X 线管的钼组玻璃壳与阴、阳两极的金属膨胀系数不同,两者不宜直接焊接,故在铜体上镶有合金圈作为中间过渡体,合金圈由下列哪些元素组成
   A. 镍 29%　　　　　B. 铁 54%　　　　　C. 铜 17%　　　　　D. 钴 17%

4. 使 X 线管阳极靶面损坏的常见原因有
   A. 阳极靶面生锈而损坏
   B. 错误操作、容量保护电路故障造成瞬时负荷过载
   C. 工作量太大,未注意间隙冷却使钨靶面熔化蒸发
   D. 旋转阳极保护电路故障导致在阳极不转动或转速过低的情况下曝光

5. 二次电子危害的有
   A. 产生散射线,降低成像质量
   B. 使玻璃壁呈现负电位,产生纵向拉应力,致玻璃壁损坏
   C. 撞击到玻璃管壳内壁上产生气体,降低管内真空度
   D. 造成阳极温度升高,靶面损坏

6. 下列属于 X 线管构造参数的有
   A. 冷却和绝缘方式　　　　　B. X 线管外形尺寸
   C. 灯丝尺寸　　　　　D. 工作温度

7. 下列属于 X 线管电参数的有
   A. 最大管电流　　　　　B. 最高管电压
   C. 最大允许功率　　　　　D. 最长曝光时间

8. X 线机的输出取决于
   A. 管电压　　　　　B. 管电流　　　　　C. 照射时间　　　　　D. 焦点大小

9. 旋转阳极管套与固定阳极管套的区别是在阳极端设置有
   A. 定子线圈　　　　　B. 阳极端盖上设有三根接线柱
   C. 膨胀器　　　　　D. 高压插座

10. 高压发生器封装的高压元器件有
    A. 灯丝加热变压器　　　　　B. 高压变压器
    C. 高压交换闸　　　　　D. 高压插座

11. 与普通变压器相比,高压变压器的特点是
    A. 变压比大　　　　　B. 连续工作时负荷小,瞬时工作时负荷大
    C. 升压变压器　　　　　D. 次级绕组匝数较少

12. 高压硅整流管的优点有
    A. 产热少　　　　　B. 寿命长
    C. 检修方便　　　　　D. 在高压发生器中占据空间小

13. 高压电缆插头插入插座时,应注意
    A. 插紧后不能扭转,防止损坏插脚
    B. 插入时应注意角度
    C. 将电缆插头涂上适量的脱水凡士林
    D. 插脚与插座的接线柱要紧密接触,插紧后方可紧固

14. 在 X 线机中,可以用来灭弧的方法有

A. 采用灭弧栅

B. 在接触器主触点电路中串入电阻

C. 采用可控硅零点触发接通电路

D. 在高压初级主电路中串入"防突波装置"

15. X线机上的常用仪表有

    A. 电源电压表   B. 千伏表   C. 毫安表   D. 安培表

16. X线机上测量用表多用磁电式表,其原因有

    A. 准确度高   B. 灵敏度好   C. 阻尼性好   D. 刻度均匀

17. X线机通常可用于"检查技术方式"选择的开关有

    A. 组合开关   B. 转换开关   C. 琴键开关   D. 按钮开关

18. 下列在控制台面板上的元器件中属于显示器件的有

    A. 千伏表   B. 电源电压表   C. 曝光指示灯   D. 电源指示灯

19. 下列布局在控制台内部底层的元器件有

    A. 稳压器   B. 大功率电阻

    C. 空间电荷抵偿变压器   D. 自耦变压器

20. 下列参数属于摄影条件的是

    A. 管电流   B. 灯丝电压   C. 管电压   D. 曝光时间

21. 空间电荷抵偿器次级线圈在电路中的接法有

    A. 反相并联   B. 反相串联   C. 同相并联   D. 同相串联

22. 以下属X线管组件支持装置的有

    A. 立柱   B. 横臂   C. 滑架   D. 锁止器

23. X线管支持装置主要包括

    A. 落地式   B. 咬合式   C. 附着式   D. 悬吊式

24. 常用锁止器包括

    A. 固定式   B. 旋钮式   C. 弹力式   D. 电磁式

25. 下列关于滤线器的叙述,说法正确的是

A. 其内部结构为许多薄铅条向焦排列

B. 作用是消除散射线,提高影像质量

C. 栅比越大,滤除散射线的效果越好

D. 栅密度越大吸收散射线效果越好

26. 下列关于活动滤线器,说法正确的是

A. 曝光时使铅板处于活动状态,从而消除铅条影像

B. 由滤线栅、驱动装置、暗盒托盘和框架组成

C. 其中电机式根据启动方式可分为储能-释放式和触动式

D. 常用的活动滤线器有减幅振动式和电机式

五、判断题

1. 德国物理学家伦琴于1895年11月发现了X射线。

2. 产生X线的基本条件是要有高速运动的电子流和阳极靶。

3. X线的质可用管电压的单位kV来表示。

4. X线的量可用管电流和曝光时间的乘积mA·s来表示。

5. X线的量的大小反映了X线的软硬程度。

6. X线的强度就是X线的量。

7. X线的硬度就是X线的质。

8. X线的量由灯丝加热电压决定。

9. X线的质由管电压决定。

10. 固定阳极X线管的靶面一般常选用熔点高、原子序数大、导热率高的钨。

11. 固定阳极X线管由阳极、阴极、外壳三部分组成。

12. 固定阳极X线管的灯丝加热电流就是管电流。

13. X线管聚焦槽的作用是对X线进行聚焦。

14. X线管的焦点分为实际焦点、有效焦点和标称焦点三种。

15. 实际焦点的形状由灯丝的形状决定。

16. 有效焦点的大小与实际焦点、投照方位、管电流的大小等有关。

17. 旋转阳极X线管的靶面由铼钨合金制成，用钼或石墨做靶基。

18. 旋转阳极X线管和固定阳极X线管的散热方式一样。

19. 阳极倾角、灯丝尺寸、最大允许工作温度都是属于X线管的构造参数。

20. X线管最高管电压即是指允许加在X线管两极的最高电压有效值。

21. X线管的容量又称负荷量，同一只X线管的容量是一个不变的定值。

22. 组合机头常用在便携式和移动式X线机上，它们都属于小型机。

23. 三极X线管是在X线管的阳极和阴极间加了一个栅极。

24. 软X线管的最高管电压一般不超过60kV。

25. 灯丝加热变压器是降压变压器。

26. 灯丝加热变压器的初级绕组比次级绕组匝数多。

27. 灯丝加热变压器的容量一般较小。

28. 灯丝加热变压器输出电压较低，所以它的绝缘要求不高。

29. 高压变压器次级绕组中心需要接地。

30. 高压变压器次级绕组绕成两个并且反相串联。

31. 高压变压器初级绕组匝数不多且很细。

32. 高压硅堆内部是用单晶体硅做成的多个二极管用铜丝逐个串联而成。

33. 高压电缆其结构从内到外依次是导电芯线、绝缘层、金属屏蔽层、保护层。

34. 高压电缆其芯线数目有二芯、三芯等。二芯供双焦点X线管使用，三芯供三极X线管使用。

35. 高压电缆半导体层的作用是单向导通性。

36. 当高压插头插入插座时，须在插头表面涂一层脱水凡士林或硅脂。

37. 所有的X线机都需要配置高压交换闸。

38. 组合机头和X线管管套内用的变压器油的电介质强度要求应达到30kV/2.5mm。

39. 45号变压器油即是指变压器油的燃烧点是45°。

40. 三钮制即是指X线机的管电压、管电流和曝光时间三个参数各由一个旋钮来调节或选择。

41. 二钮制即是指X线机的管电压、管电流各由一个旋钮来调节或选择。

42. 零钮制即是指曝光参数不需要设定。

43. 一般体积大、重量重的部件如自耦变压器、稳压器和高压变压器等排布在控制台内部的底层。

44. 交流接触器铁芯产生的磁力的大小取决于安匝数。

45. 交流接触器的主要结构由电磁铁、线圈、触点和灭弧装置组成。

46. 交流接触器铁芯与衔铁接触的横截面上安装的短路环的作用是避免短路现象的发生。

47. 时间继电器具有延时功能,在 X 线机中主要用于控制电路、旋转阳极电路及电动诊视床电路等。

48. 极化继电器在结构上不同于其他普通继电器的是它附加一块永久磁铁。

49. 转换开关和刷形开关的静接触片一般称为"极"或"刀",动接触片一般称为"位"或"掷"。

50. 磁电式电压表的特点是精度高、刻度均匀,既可测量直流电又可测量交流电。

51. 电源电压表是低压电压表,千伏表是高压电压表,可直接测量管电压。

52. 毫安表是测量透视或摄影时管电流大小而设置的,它串接在高压次级中心端的电路中。

53. 影像增强器输出屏上得到的是亮度增强且放大、正立的实像。

54. 影像增强器输入屏上的荧光物质碘化铯具有 X 线吸收率高、荧光效率高、图像分辨力高及与光电阴极光谱匹配好等优点。

55. 影像增强器的电源常称为小高压,可输出两组 25kV 左右的阳极电压。

56. 滤线栅一般置于 X 线管套的窗口位置,用于遮去不必要的 X 线。

57. 活动式滤线器在曝光前的瞬间开始运动,至曝光结束后才能停止。

六、简答题

1. 简述 X 线管阳极的作用。

2. 固定阳极 X 线管是怎样解决散热问题的?

3. X 线管玻璃管壳的作用是什么?

4. 什么是二次电子? 其危害有哪些?

5. 焦点增涨是怎样产生的?

6. 与固定阳极 X 线管相比,旋转阳极 X 线管的优势是什么?

7. 简述旋转阳极 X 线管设置转子制动装置的理由。

8. 金属陶瓷旋转阳极 X 线管有哪些主要优点?

9. 简述三极 X 线管的工作原理。

10. 简述 X 线机高压发生器的功能。

11. 简述高压变压器次级中心端接地的理由。

12. 为什么高压次级中心接地处要并联保护元件?

13. 为什么 X 线管的灯丝加热变压器必须要有足够的容量?

14. 为什么 X 线管的灯丝加热变压器初、次级间必须要有足够的绝缘强度?

15. 简述 X 线机高压整流器的作用。

16. 简述 X 线机高压交换闸的作用。

17. 高压电缆半导体层的作用是什么?

18. 高压电缆金属屏蔽层的作用是什么?

19. 使用高压电缆时应注意哪些事项?

20. 高压插头插入插座时应注意哪些事项?

21. 简述自耦变压器的作用和工作原理。

22. 简述谐振式磁饱和稳压器的铁芯的特点。
23. 谐振式磁饱和稳压器的工作频率和供电电源频率有何关系？
24. 简述 X 线机空间电荷抵偿器的作用。
25. 简述 X 线机中千伏表的工作原理。
26. 简述遮线器的功能。

七、综合题

1. 画出诊断用 X 线机组成的方框图。
2. 试分析一台 X 线机所采用的单相四管桥式高压整流电路中,有一支整流管断路后:①有无 X 线产生？②在透视时,会在显示器屏幕上和控制台的 mA 表上分别出现什么现象？

第三章　诊断 X 线机

一、名词解释

1. 电源电路
2. 高压变压器初级电路
3. 电容电流
4. X 线管灯丝加热电路
5. 程控 X 线机
6. 体层摄影
7. 透视和点片摄影
8. 故障代码
9. 逆变式 X 线机
10. 电压调宽控制
11. 电压调频控制
12. 视野
13. 影像空间分辨率
14. 同时传送
15. 分时传送
16. 隔行扫描
17. 逐行扫描
18. ABC
19. AEC

二、填空题

1. 摄影专用 X 线机由＿＿＿＿＿＿＿、＿＿＿＿＿＿＿＿、＿＿＿＿＿＿＿＿、＿＿＿＿＿＿＿等组成。

2. 数字胃肠 X 线机由＿＿＿＿＿＿＿、＿＿＿＿＿＿＿＿、＿＿＿＿＿＿＿＿、＿＿＿＿＿＿＿等组成。

3. 口腔科专用 X 线机包括＿＿＿＿＿＿＿和＿＿＿＿＿＿＿两种。

4. 常规 X 线机的电源电路通主要由＿＿＿＿、＿＿＿＿、＿＿＿＿、＿＿＿＿和＿＿＿＿等组成。

5. 常规 X 线机管电压的预示是采用＿＿＿＿,管电压的补偿通常有＿＿＿＿、＿＿＿＿两种方法。

6. 高压变压器次级及管电流测量电路的作用主要是_____和_____,主要由_____和_____电路组成。

7. 电容电流致使 mA 表指示值大于实际值,故在电路中必须设置电容电流抵偿电路,常见的抵偿方式有两种_____和_____。

8. X 线管灯丝加热电路分为_____和_____电路,X 线管灯丝初级电路的作用主要是_____。

9. 管电压控制,按照控制元件可分为_____控制和_____控制。接触器控制是将接触器的常开触点串接在_____电路中,从而控制高压初级得电回路的通和断。

10. 旋转阳极启动及延时保护电路的主要作用是_____、_____、_____。

11. 限时电路的作用是_____。辉光管限时电路是利用_____时使辉光管导通,切断高压接触器线圈得电电路。晶体管限时电路是利用_____来控制晶体管开关元件的通和断,从而控制 X 线照射时间。

12. 程控机的控制台采用_____控制,透视、摄影条件_____设定,_____显示,微机内存储各种备用的、可修改的_____,可以方便、准确地进行人体各部位的检查。

13. FSK302-1A 型程控机控制台由_____、_____、_____、_____、_____等部分构成。

14. FSK302-1A 程控 X 线机的电路结构主要由_____、_____、_____、_____、_____等构成。

15. 程控机灯丝电路供电电源是由_____、_____、_____组成。

16. 程控机取样电路由_____、_____、_____等电路组成。

17. 高频 X 线机在曝光过程中可对 kV 和 mA 进行实时控制,kV 值通常由直流逆变器_____来调节,mA 值通常由直流逆变器_____来调节。

18. 高频 X 线机的电路主要由_____、_____、_____、_____、_____等构成。

19. 直流逆变电源是高频 X 线机的重要组成部分,它主要由_____、_____、_____三部分构成。

20. 将直流电变换为交流电的过程称为直流逆变,直流逆变的方法通常有_____、_____、_____三种。

21. 医用 X 线电视系统主要由_____、_____、_____、_____等组成。

22. X 线增强电视系统具有_____、_____、_____、_____、_____等优点。

23. X 线影像增强器由_____、_____和_____三部分组成。

24. 影像增强管的输入屏上涂有碘化铯,碘化铯荧光粉具有_____、_____、_____、_____等优点。

25. 目前主要使用的摄像机有_____和_____两种。

26. CCD 是一种特殊的半导体器件,CCD 传感器有两种结构形式,一种是_____,它的光敏单元有序地排成一行或一列,用于传真机、扫描仪等;另一种是_____,它的光敏单元以行列方式排列成矩阵,用于摄像机、数码相机等。

三、单项选择题

1. 工频 X 线机电源的总输入都采用

A. 高压变压器   B. 灯丝加热变压器

C. 自耦变压器   D. 空间电荷抵偿变压器

2. 有关防突波电阻的描述正确的是

A. 防突波电阻不是电阻   B. 防突波电阻可以用电容器代替

C. 防突波电阻可以增加次级过电压   D. 防突波电阻可以减小次级过电压

3. 对单相全波整流 X 线机,下列说法正确的是

A. 流过 X 线管的电流是脉动直流,流过高压变压器次级中心点的电流是交流电

B. 流过 X 线管的电流是交流电,流过高压变压器次级中心点的电流是脉动直流

C. 流过 X 线管的电流和流过高压变压器次级中心点的电流都是交流电

D. 流过 X 线管的电流和流过高压变压器次级中心点的电流都是脉动直流

4. 下列对电容电流的描述正确的是

A. 在半波整流电路中,电容电流对管电流测量没有影响

B. 在单相全波整流电路中,电容电流对管电流测量没有影响

C. 在透视时,电容电流对单相全波整流电路管电流测量影响较大

D. 在摄影时,电容电流对单相全波整流电路管电流测量影响较大

5. 在工频 X 线机中,下列元件**不属于**灯丝加热变压器初级电路的是

A. 稳压器   B. 空间电荷抵偿变压器次级

C. 透视管电流选择器   D. 测量管电流的毫安表

6. 关于容量保护电路,下列说法正确的是

A. 是一次性预置保护,对额定值内的多次累积性过载有一定的效果

B. 对一次性预置保护及额定值内多次累积性过载保护同样有效

C. 是一次性预置保护,受管电压、管电流、曝光时间三个参量联合控制

D. 受管电压、管电流二个参量联合控制

7. 程控 X 线机是由单片机控制的

A. 中频 X 线机   B. 工频 X 线机   C. 逆变 X 线机   D. 高频 X 线机

8. 程控 X 线机电源电压允许波动范围是

A. ±5%   B. ±10%   C. ±15%   D. ±20%

9. 程控 X 线机电源内阻允许范围是**不大于**

A. 0.3Ω   B. 0.5Ω   C. 1.0Ω   D. 3.0Ω

10. 影像增强器的研制成功是在

A. 20 世纪 50 年代   B. 20 世纪 60 年代

C. 21 世纪 50 年代   D. 20 世纪 30 年代

11. X 线增强电视系统的优点,**不包括**

A. 明室操作   B. 剂量增大

C. 方便观察   D. 便于实现影像数字化

12. 影像增强管内封装的器件,**不包括**

A. 输入屏   B. 输出屏   C. 光分配器   D. 聚焦电极

13. 对影像增强管输入屏荧光体层的要求**不包括**

A. 能发生光化学反应

B. 荧光效率高

C. X 线的吸收率高

D. 发光频谱与光电阴极的频谱响应特性相匹配

14. CCD 摄像机与摄像管式摄像机相比,其优点**不包括**
    A. 体积小、功耗小　　B. 分辨率高　　　　C. 灵敏度高　　　　D. 光谱响应范围宽

15. 在 X-TV 式透视中,自动亮度的控制方法,**不包括**
    A. 自动 mA 控制　　　　　　　　　　B. 自动 kV 控制
    C. 自动 kV、自动 mA 联合控制　　　　D. 自动光阑控制

16. 我国电视标准规定每秒传送图像的帧数是
    A. 25 帧　　　　　　B. 20 帧　　　　　　C. 15 帧　　　　　　D. 10 帧

17. X 线影像增强器的基本结构组成正确的是
    A. 增强管、输出屏和电源　　　　　　B. 增强管、输入屏和管套
    C. 增强管、管套和电源　　　　　　　D. 聚焦电极、管套和电源

18. 增强管的阳极高压一般在
    A. 5~10kV　　　　　B. 15~20kV　　　　C. 25~30kV　　　　D. 50~60kV

19. 一般民用电视的屏幕宽高之比是
    A. 3:2　　　　　　　B. 3:4　　　　　　　C. 4:3　　　　　　　D. 4:5

20. 监视器对供电电源的稳定度要求很高,电源内阻应小于
    A. 0.2Ω　　　　　　B. 0.3Ω　　　　　　C. 0.5Ω　　　　　　D. 1.0Ω

21. IBS 是指
    A. 亮度控制装置　　B. 增益控制装置　　C. 噪声控制装置　　D. 频率控制装置

四、多项选择题

1. FS302-1A 型 500mA 程控机具有以下功能
   A. 点片摄影　　　　B. 普通摄影　　　　C. 滤线器摄影　　　D. 立位摄影

2. FS302-1A 型 500mA 程控机控制台包括
   A. 电视操作板　　　　　　　　　　　B. 控制台操作显示板
   C. 监视器　　　　　　　　　　　　　D. 诊视床遥控板

3. 透视过程中可以调节以下哪些旋钮
   A. 透视管电流 mA 旋钮　　　　　　　B. 电源电压调节旋钮
   C. 透视管电压 kV 调节旋钮　　　　　D. 摄影 mA 旋钮

4. 以下哪些电路属于 FS302-1A 型 500mA 程控机灯丝电路
   A. 灯丝逆变输出电路　　　　　　　　B. 灯丝输出脉冲宽度调整电路
   C. 逆变电路供电电源　　　　　　　　D. 灯丝高压电路

5. 工频 X 线机和高频 X 线机相比,具有以下缺点
   A. 结构笨重　　　　B. 线束频谱宽　　　C. 曝光精度低　　　D. 只能用直流电供电

6. 逆变式 X 线机具有以下优点
   A. 结构紧凑　　　　B. 线束频谱窄　　　C. 曝光精度高　　　D. 只能用直流电供电

7. X 线增强电视系统具有以下优点
   A. 明室操作　　　　B. 剂量降低　　　　C. 方便观察　　　　D. 便于实现影像数字化

8. 以下哪些属于 X 线增强电视系统
   A. 影像增强器　　　B. 摄像机　　　　　C. 监视器　　　　　D. X 线管

9. X 线增强电视系统监视器的组成,包括

A. 电源电路　　　　B. 视频电路　　　　C. 同步分离电路　　　D. 显像管

10. X 线影像增强器的基本组成,包括

A. 电源　　　　　　B. 外壳　　　　　　C. 影像增强管　　　D. 静电透镜

11. 影像增强管输入屏的荧光体层具有以下特点

A. 图像分辨率高

B. X 线的吸收率高

C. 荧光效率高

D. 发光频谱与光电阴极的频谱响应特性相匹配

12. 影像增强管的结构,包括

A. 输入屏　　　　　B. 聚焦电极　　　　C. 输出屏　　　　　D. 阳极

13. 可变视野增强管的形式,包括

A. 一个视野　　　　B. 连续可变视野　　C. 两个视野　　　　D. 三视野

14. 面阵式 CCD 器件可用于

A. 数码相机　　　　B. 摄像机　　　　　C. 激光相机　　　　D. 传真机

15. 线阵式 CCD 器件可用于

A. 扫描仪　　　　　B. 摄像机　　　　　C. 激光相机　　　　D. 传真机

16. CCD 摄像机与摄像管式摄像机相比,其优点是

A. 转换特性好　　　　　　　　　　　B. 可靠性高、寿命长

C. 灵敏度高、应用范围广　　　　　　D. 影像清晰度高

17. 自动亮度的控制方法有

A. 自动 mAs 控制　　B. 自动光阑控制　　C. 自动 kV 控制　　D. 自动 mA 控制

五、判断题

1. 常规 X 线机的主机装置电路包括电源电路、灯丝加热电路、高压发生电路和控制电路四大电路。

2. 常规 X 线机电源电路的作用是把 380V 或是 220V 的外电源引入高压发生器内,通过电压变换,为 X 线机各单元电路提供所需电压的电源。

3. 常规 X 线机电源电路主要由电源保险、电源接触器、自耦变压器、电源电压调节器、指示仪表等组成。

4. 常规 X 线机灯丝加热电路可以在曝光过程中实现摄影管电流的调节。

5. 影响管电流稳定的主要因素是电源电压的波动以及空间电荷效应。

6. 谐振式磁饱和稳压器稳压效果好,但效率不高。

7. 谐振式磁饱和稳压器和普通变压器相比,多了 L_3、L_4 两组绕组,L_3 匝数不多但可调,且与 L_2 绕组正相串联。

8. 当电源频率和谐振式磁饱和稳压器 LC 振荡频率相等时,电路发生谐振。

9. 空间电荷补偿变压器在电路连接时,它的初级绕组可和灯丝变压器的次级绕组正相串联,也可反相串联。

10. 常规 X 线机可用接触器法控制管电压,该控制法会产生突波,所以必须采取防突波、灭弧措施。

11. 大型工频 X 线机常采用可控硅来控制管电压,可控硅是一种无触点开关元件,它控制敏捷,无噪声,但电压降大。

12. 常规 X 线机可用千伏表测量管电压,千伏表直接并联在 X 线管的阴阳两极。

13. 由于电容电流的存在,所以在摄影时需要消除电容电流对 mA 表指示数的影响。

14. 常规 X 线机可用电阻抵偿法和变压器抵偿法消除电容电流对 mA 表指示数的影响。

15. 一般旋转阳极 X 线管阳极在开始旋转的同时就可以曝光了。

16. 旋转阳极 X 线管的定子绕组分启动绕组和工作绕组,工作绕组和一电容串联后再与启动绕组并联。

17. 在实际电路中,为了加大启动转矩,在启动时需加较高电压,待启动后转入正常运转时,再将此电压降低。

18. 摄影结束后,工作绕组可获得一脉动直流电流,产生制动力矩,可使旋转阳极 X 线管阳极快速止动。

19. X 线机一般设有容量保护电路,此保护电路可对连续多次曝光所产生的累积性过载有效。

20. 限时器的作用是控制旋转阳极从开始转动到曝光开始时的时间长短的。

21. 延时器的作用是控制 X 线的曝光时间。

22. 程控 X 线机实质上是一种由单片机控制的工频 X 线机。

23. 程控 X 线机透视、摄影条件全自动化设定,液晶数字显示。

24. 中频 X 线机的高压电源频率在 200Hz～20kHz。

25. 把高压电源频率在 20kHz 以上的称为高频 X 线机。

26. 高频 X 线机具有皮肤剂量低、成像质量高、输出剂量大、精度高、可进行实时控制等优点。

27. 高频 X 线机的 kV 通常由直流逆变器输出脉冲的宽度来调节。

28. 高频 X 线机的 mA 通常由直流逆变器输出脉冲的频率来调节。

29. 因为高压电源频率很大,所以高频高压发生器比工频高压发生器的体积和重量要小得多。

30. 高频 X 线机最短曝光时间可达 $1\mu s$。

31. 把交流电变换为直流电的过程称为直流逆变。

32. 直流逆变电源是高频 X 线机的重要组成部分,它主要由直流电源、直流逆变和逆变控制三部分构成。

33. 影像增强器由增强管、壳体和电源三部分组成。

34. 影像增强管主要由输入屏、静电透镜、输出屏三部分组成。

35. X 线通过影像增强器后在输出屏上得到缩小、亮度大增的放大的像。

六、简答题

1. 工频 X 线机由哪些基本电路组成?
2. 工频 X 线机管电压测量的原理是什么? 管电压补偿的基本原理是什么?
3. 简述旋转阳极启动及延时保护电路的基本功能。
4. 简述程控机的功能。
5. 简述程控机的主要特点。
6. 简述 FSK302-1A 型程控机的主要技术参数。
7. 简述 FSK302-1A 型程控机开机电路的功能。
8. 简述程控机电源电路的组成。
9. 简述程控机伺服控制电路的组成。
10. 简述程控机灯丝电路的组成。
11. 简述程控机采样电路的组成。
12. 简述程控机接口板取样电路的组成。

13. 简述程控机摄影 kV 调整的基本原理。

14. 简述程控机亮度自动控制(IBS)透视 kV 调整的基本原理。

15. 简述 X 线增强电视系统的特点。

16. 简述影像增强管的影像转换及增强过程。

17. 简述什么是行扫描和场扫描。

18. 什么是隔行扫描和逐行扫描?

19. 简述乳腺摄影 X 线机的特点。

七、综合题

1. 图 1-1 为电源电压的选择电路图,图中各元器件的作用是什么?

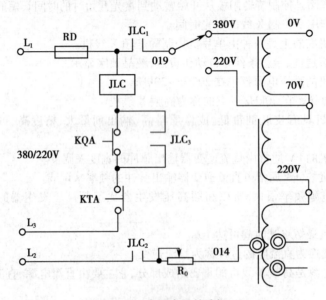

图 1-1   电源电压的选择

2. 图 1-2 为 F_{30}-ⅡF 型 X 线机电源电路图,当按下常开按钮开关 AN_1 时,请分析:

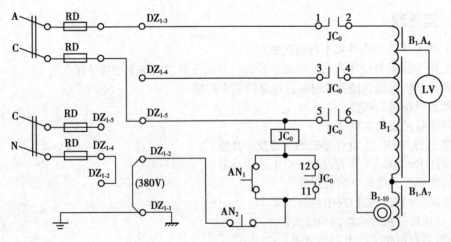

图 1-2 F_{30}-ⅡF 型 X 线机电源电路

（1）电源接触器 JC$_0$ 线圈得电电路。

（2）自耦变压器 B$_1$ 得电电路。

（3）电源电压表得电电路。

3. 图 1-3 为 XG-200 型 X 线机电源电路图,按下按钮开关 KQA 或 HQA 时,以 220V 供电方式为例,请分析:

（1）电源接触器 JLC 得电电路。

（2）自耦变压器 ZOB 得电电路。

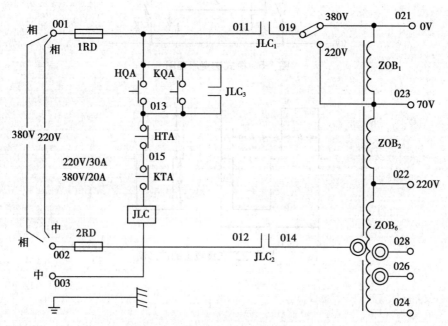

图 1-3　XG-200 型 X 线机电源电路

4. 根据工频 X 线机电源电路,见图 1-1 ,回答以下问题:

（1）指出电路中元件符号 RD、JLC、KQA、KTA 的意义。

（2）当电源电压为 220V 时,分析电路工作过程。

（3）若按下 KQA 后 JLC 吸合,松开 KQA 后 JLC 断开,分析出现故障可能的原因是什么?

5. 分析图 1-4 中接触器控制原理。

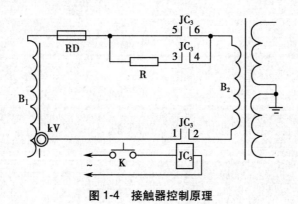

图 1-4　接触器控制原理

6. 画出逆变式 X 线机原理框图,并简要说明。

7. 图 1-5 为桥式逆变原理图,说明开关 K_1、K_2、K_3、K_4 如何控制,才能在负载 Z 上获得如图 1-6 所示的正负交替的周期性矩形波。

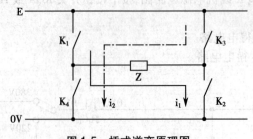

图 1-5 桥式逆变原理图

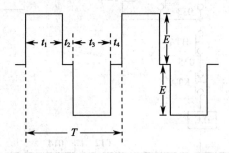

图 1-6 桥式逆变在负载上的波形图

第四章 数字 X 线设备

一、名词解释

1. IP
2. 光激励发光
3. 数字减影
4. 激光相机

二、填空题

1. CR 的分类按用途不同分为_____和_____两种。
2. IP 的主要结构包括_____、_____、_____、_____。
3. 根据探测器的不同 DR 可分为：_____、_____、_____、_____四种。
4. DR 的 FPD 分为_____探测器和_____探测器两种。
5. 在获得同样质量图像的情况下 CR 剂量比 DR _____。
6. CR 密度分辨率比 DR _____，CR 空间分辨率比 DR _____。
7. DSA 的 X 线发生系统和显像系统主要由_____、_____、_____、_____等组成。
8. 激光相机按胶片处理方式可分为_____、_____二种类型。

三、单项选择题

1. IP 的基本组成结构**不包括**
   A. 荧光层   B. 反射层   C. 支持层   D. 保护层
2. 关于 CR 的叙述，下列描述**错误**的是
   A. CR 以 IP 代替胶片作为介质
   B. IP 感光后的潜影经激光扫描后，转换为数字信息
   C. IP 不能重复使用
   D. 数字图像可用磁盘、光盘保存
3. 用于读出 IP 影像信息的光线类型是
   A. 可见光   B. 红外线   C. 紫外线   D. 激光
4. DR 使用的探测器装置是
   A. 影像板   B. 光电管   C. 平板探测器   D. 电离室

5. CR 经 X 线照射后在影像板存留的是
   A. 数字影像   B. 模拟影像   C. 黑白影像   D. 电信号
6. CR 的全称是
   A. 计算机扫描摄影   B. 计算机 X 线摄影
   C. 计算机体层摄影   D. 计算机横断面体层扫描
7. DR 的全称是
   A. 计算机扫描摄影   B. 计算机 X 线摄影
   C. 计算机体层摄影   D. 数字 X 线摄影系统
8. CR 系统的空间分辨率为
   A. 1~2LP/mm   B. 2~4LP/mm   C. 4~5LP/mm   D. 5~7LP/mm
9. IP 的使用寿命一般在
   A. 1 000 次曝光左右   B. 5 000 次曝光左右
   C. 10 000 次曝光左右   D. 20 000 次曝光左右
10. 非晶硒平板型探测器储存信息的元件是
    A. TFT   B. C_sI C. 储能电容   D. A/D 转换器
11. 非晶硒 DR 设备对环境温度要求最高**不能**超过
    A. 20℃   B. 30℃   C. 37℃   D. 40℃
12. 能将 X 线直接转换成电信号的是
    A. 非晶硒平板探测器   B. 非晶硅平板探测器
    C. CCD 平板探测器   D. 影像板
13. 与 CR 摄影比较,DR 的最大优势是
    A. 数字图像   B. 图像后处理   C. 曝光后立即出像   D. 网络传输
14. 为了使 IP 的残留信息消失,必须采用
    A. X 线照射   B. 强光照射   C. 弱光照射   D. 紫外线照射
15. 关于 DSA 系统的 X 线机,以下说法**错误**的是
    A. X 线机大多采用逆变高频高压发生器
    B. 采用脉冲控制曝光
    C. 采用三焦点
    D. X 线管组件内的绝缘油主要采用内部循环散热方式进行散热
16. 关于高压注射器,以下说法**错误**的是
    A. 现在使用较普及的是压力型高压注射器
    B. 新型的注射器有两个针筒:一个盛对比剂,一个盛生理盐水
    C. 压力控制包括两个电路:监测与限制主电路
    D. 设定速度由微处理器控制
17. 医用相机的应用起始于
    A. 20 世纪 90 年代   B. 20 世纪 80 年代
    C. 20 世纪 70 年代   D. 20 世纪 60 年代
18. 氦氖激光相机使用的激光波长是
    A. 633nm   B. 733nm   C. 833nm   D. 933nm
19. 干式激光相机扫描成像速度快,每秒扫描超过
    A. 100 万点   B. 200 万点   C. 300 万点   D. 400 万点

四、多项选择题

1. 通用型 CR 系统的构成主要包括
   A. 影像读取装置
   B. 存储装置和成像板
   C. 激光相机
   D. 后处理工作站
2. 以下关于 CR 成像优点的描述，**错误**的是
   A. 空间分辨率高
   B. 可与原有的 X 线摄影设备匹配工作
   C. 有后处理功能
   D. 时间分辨率高
3. DR 成像设备类型包括
   A. 非晶硒平板型探测器
   B. 非晶硅平板探测器型
   C. CCD 摄像机型 DR
   D. 多丝正比室扫描投影 DR
4. 关于长期存放的 IP，在使用前正确的使用方法是
   A. 不可以直接使用
   B. 可以直接使用
   C. 先清除 IP 表面的污渍
   D. 在使用前用强光擦除伪影
5. 干式激光相机的构造主要包括
   A. 控制板
   B. 片盒
   C. 供片滚动轴
   D. 激光成像组件

五、判断题

1. 数字 X 线设备是把 X 线透射图像数字化并进行系列处理，再转换成模拟图像显示的设备。

2. CR 的成像载体是 IP，所以它不能与传统的 X 线摄影设备兼容。

3. IP 的荧光层上的荧光物质是含有二价铕离子的氟卤化钡晶体。

4. 当 X 线照射 IP 时，可释放出荧光，这种现象叫光激励发光。

5. IP 的消退现象很轻微，在读出前的存储 8h 内，其发光强度仅减小不到 5%。

6. IP 对紫外线等电磁波很敏感，当长期存放若出现小黑斑，在使用前可先用激发光线消除。

7. IP 若避光不良或漏光时，形成的图像会变黑，呈现曝光不足的现象。

8. IP 可反复使用，如果出现损伤会形成伪影，所以应避免损伤。

9. 在激光照射下，IP 的 PSL 荧光体可发出红-紫光。

10. 存储在 PSL 荧光物中的潜像是数字图像。

11. 一般激光光束直径越大，读取的信息量就越多。

12. CR 的空间分辨力一般很高，可达 5~6 LP/mm。

13. DR 的核心是探测器，它的作用是采集 X 线信息，并将透过人体的 X 线转换为数字信号。

14. DR 探测器可采集信息，但不能把 X 线模拟信号转换为数字信号。

15. 非晶硒平板探测器可直接输出数字化的图像信号。

16. 非晶硅 FPD 与非晶硒 FPD 一样，都是接受 X 线照射后直接输出数字化的图像信号。

17. 根据探测器类型，DR 一般可分为非晶硒 FPD 型、非晶硅 FPD 型、多丝正比室扫描型三种。

18. 非晶硒 FPD 在成像环节上有光电转换，而非晶硅 FPD 没有。

19. 非晶硒平板探测器的单元结构主要由集电矩阵、硒层、电介层、顶层电极和保护层等构成。

20. 非晶硒平板探测器的每个 TFT 成为一个采集图像的最小单元，其大小决定了图像的空

间分辨力。

21. 多丝正比室扫描型 DR 的探测器是一种固体。

22. DR 的分辨力比 CR 高,曝光剂量也比 CR 高。

23. 多丝正比室对电离电荷有放大作用,故具有较高的探测灵敏度。

24. CCD 型 DR 与 FPD 型 DR 的主要区别在于 CCD 型 DR 在探测器中有光学系统。

25. 减影技术主要是指把人体同一部位的两帧图像相减,从而得出它们的差值部分。

26. 注入对比剂后得到的图像称为掩模像或蒙片。

27. DAS 是数字减影血管造影像的字母缩写。

28. 减影血管造影装置主要由 X 线发生和显像系统、机械系统、图像采集和存储系统、计算机系统等组成。

29. 减影血管造影装置的 X 线发生装置要能承受连续脉冲曝光的负荷量,一般热容量至少在 20kHU 以上。

30. DSA 要求高压发生器能产生稳定的直流高压。

31. 一般通过调节 DSA 的电动式高压注射器电机的转速就可控制对比剂的注射量。

32. DSA 的导管床具有手术床和诊视床双重功能。

33. DSA 的机械系统中的 X 线管支架具有体位记忆功能。

34. 激光相机又称为激光打印机。

35. 激光相机按激光不同分为紫外激光相机和氦氖激光相机。

36. 激光相机按胶片处理方式不同分为干式激光相机和湿式激光相机。

37. 干式激光相机不需要洗片机,但胶片的装取仍需在暗室进行。

38. 干式激光相机所使用的激光二极管光点直径很小,发射的激光属于紫外区。

39. 激光相机成像速度快,工作性能稳定,可在任何温度下工作。

40. 不同类型的干式激光胶片可互相替代。

六、简答题

1. 数字 X 线摄影与传统的增感屏/胶片成像相比具有哪些特点?

2. 简述影响 CR 图像质量的因素。

3. 简述 IP 清洁方法。

4. 简述 DR 的分类。

5. 简述一般医用激光相机成像系统的工作原理。

6. 简述激光相机打印系统组成和功能。

七、综合题

1. 画出 CR 装置的基本结构方框图。

2. 指出 DR 与 CR 的区别(请指出 5 点以上)。

一、名词解释

1. CT 值
2. 飞焦点 X 线管
3. 扫描速度
4. 螺距
5. 层厚
6. 螺旋因子
7. 成像范围
8. 各向同性成像
9. 空气校准

二、填空题

1. 根据 CT 值的定义可以计算出水的 CT 值是_____ HU,空气的 CT 值是_____ HU。
2. CT 依据图像形成过程,主要由以下三大系统组成:_____系统、_____系统、_____系统。
3. CT 扫描系统由_____、_____、_____、_____、_____、_____等组成。
4. 滑环技术是指用_____和_____代替电缆。
5. CT 机扫描架驱动方式主要包括_____和_____两种。
6. CT 内信号传输的方式主要有_____、_____、_____三种。
7. 依据滑道上馈电压的高低,滑环可分为以下两种:_____和_____。

三、单项选择题

1. 第一台 CT 扫描机研制成功的时间是
   A. 1970 年   B. 1971 年   C. 1972 年   D. 1974 年
2. CT 值为 0 的组织是
   A. 水   B. 空气   C. 血液   D. 脂肪
3. 扫描时,探测器不动,只有球管旋转的 CT 机属于

A. 第一代 CT 机　　　B. 第二代 CT 机　　　C. 第三代 CT 机　　　D. 第四代 CT 机

4. 关于 CT 扫描系统中 X 线管的说法**错误**的是

　　A. X 线管阳极接地的目的是增大散热率

　　B. 飞焦点的目的只是为了提高 X 线管的散热率

　　C. X 球管壳表面涂布航天散热涂料,可提高散热效率

　　D. 阳极直冷式 X 线管其热容量接近无穷大

5. 关于准直器的作用,**错误**的叙述是

　　A. 大幅度减少散射线的干扰　　　　　　B. 决定像素的长和宽

　　C. 决定扫描层的厚度　　　　　　　　　D. 提高图像质量

6. 关于滤过器的作用,描述**错误**的是

　　A. 补偿 X 线硬化效应　　　　　　　　　B. 减小图像伪影

　　C. 降低辐射剂量　　　　　　　　　　　D. 滤掉散射线

7. 探测器的作用是

　　A. 探测患者位置是否准确　　　　　　　B. 探测扫描时有无散射线

　　C. 将模拟信号转变为数字信号　　　　　D. 接收 X 线并将其转换为电信号

8. 下面关于滑环说法正确的是

　　A. 高压滑环的高压发生器在扫描架内

　　B. 高频高压技术是低压滑环得以实现的基础

　　C. 现在大多数 CT 均采用高压滑环技术

　　D. 低压滑环的高压发生器并不进入机架的转动部分

9. 与常规 CT 扫描相比,螺旋 CT 扫描的最大优点是

　　A. 连续旋转　　　B. 扫描速度快　　　C. 容积扫描　　　D. X 线管容量大

10. 对于 4 层螺旋 CT,若选择床速是 10mm/周,扫描层厚 5mm,则螺距为

　　A. 0.5　　　　　B. 1　　　　　　　C. 2　　　　　　　D. 5

四、多项选择题

1. 关于 CT 探测器,下列说法正确的是

　　A. 主要分为固体和气体探测器

　　B. 固体探测器的缺点是温度稳定性比较差

　　C. 目前大多数 CT 都采用气体探测器

　　D. 固体探测器对 X 线的吸收效率高、光电转换率高

2. 下列对多层螺旋 CT 的叙述正确的是

　　A. 使用厚扇形束

　　B. 在 Z 轴方向上有多个探测器排

　　C. 重建层厚可以小于扫描层厚

　　D. 有多个数据采集系统

3. CT 机信号传输方式主要包括

　　A. 声波传输　　　B. 红外线传输　　　C. 光电传输　　　D. 滑环传输

4. CT 图像重建方法主要有

　　A. 迭代法　　　　B. 平移叠加法　　　C. 解析法　　　　D. 投影法

5. 以下关于 CT 高压发生器的叙述,正确的是

A. 目前 CT 最高管电压可达 140kV

B. 高压发生器的功率是指 X 线主电路的最大输出功率

C. 目前 CT 机都采用高频逆变高压发生器

D. 高档 CT 机的功率一般是 20~30kW

6. 关于 CT 机通电调试的原则,下列说法正确的是

A. 先机械部分后系统　　　　　　　B. 先高压后低压

C. 先主机后附件　　　　　　　　　D. 先附件后主机

五、判断题

1. X 线计算机体层成像设备简称 CT,它以横向断面体层成像。

2. 英国工程师豪斯菲尔德用 CT 值作为表达人体组织的密度的单位。

3. 第三代 CT 采用的是旋转+旋转扫描方式,X 线束的扇形夹角达到 135°。

4. 螺旋 CT 由扫描系统、计算机系统和图像显示与存储系统组成。

5. CT 使用阳极接地 X 线管的目的主要是为了安全。

6. CT 采用飞焦点技术的 X 线管的目的主要是为了提高成像质量。

7. CT 的准直器类同于 X 线机的遮线器,它的作用是遮去散射线。

8. CT 的前准直器可控制横断面成像的扫描层厚。

9. CT 的滤过亦称补偿器,一般设计成中间厚、两端薄这样的形状。

10. 目前 CT 常用的探测器有两种:氙气探测器和固体探测器。

11. 气体探测器的优点之一是不需要恒温。

12. 气体探测器入射 X 线的辐射强度与电离电流的大小成正比。

13. 固体探测器可分为闪烁探测器和稀土陶瓷探测器。

14. 稀土陶瓷探测器光电转换率高、稳定性好,目前 MSCT 多采用这种探测器。

15. 常规 CT 是逐层扫描或轴向扫描。

16. 螺旋 CT 采集的数据是连续的容积式的数据组。

17. 螺旋扫描的优点是单次屏住呼吸就可完成整个检查部位的扫描。

18. 螺旋 CT 扫描架的旋转依靠滑环技术能多方向连续匀速旋转。

19. 滑环技术是指用滑环和碳刷代替电缆。

20. 滑环分为高压滑环和低压滑环。

21. 高压滑环的高压发生器和高压逆变电路置于旋转架上,与 X 线管一起旋转。

22. 低压滑环的高压发生器置于扫描架外。

23. 高压滑环因供电环传输的是 kV 级的高压,故易引起高压放电。

24. 低压滑环供电环传输的是数十伏的低压,故安全、稳定、可靠。

25. 单螺旋 CT 扫描中的参数"层厚"由准直器设定。

26. 螺旋扫描中的参数"螺距"表示 X 线管旋转一周时扫描床移动的距离。

27. 当层厚一定时,螺距越小,床移动速度越快。

28. 多层螺旋 CT 的多层指的是 X 线管旋转一周可以获取多层图像数据。

29. 多层螺旋 CT 的多层指的是在结构上设计有多排探测器阵列。

30. 螺旋扫描可分为单层螺旋扫描和多层螺旋扫描。

31. 单层螺旋扫描是指在 Y 轴方向仅使用一排探测器阵列。

32. CT 的使用应注意在每日开机后,应按要求进行 X 线管预热训练和空气校准。

33. CT 使用时进行空气校准是指对各成像组件因环境的变化而引起的误差进行修正。

34. 螺旋扫描时要求选用大管电流、高热容量、低散热率的 X 线管。

六、简答题

1. 简述 CT 系统的组成及其各部分的作用。
2. 简述螺旋 CT 的特点。
3. 简述多层螺旋 CT 的特点。

第六章 磁共振成像设备

一、名词解释

1. 自旋
2. 核磁
3. 弛豫时间
4. 纵向弛豫时间
5. 横向弛豫时间
6. 有效容积
7. 梯度线性
8. 梯度强度
9. 梯度爬升时间
10. 梯度场切换率
11. GCU
12. DAC
13. 射频线圈的灵敏度
14. 射频线圈的均匀度
15. 射频线圈的品质因数
16. 射频线圈的有效范围
17. 有源屏蔽
18. 无源屏蔽
19. 临界温度
20. 临界磁场
21. 临界电流

二、填空题

1. 设备参数主要有_____、_____、_____、_____。
2. MRI 设备的基本结构由_____、_____、_____、_____、_____等组成。
3. MRI 设备常用的附属设备有_____、_____、_____、_____、_____。
4. 磁体的性能指标有_____、_____、_____、_____、_____等。
5. MRI 设备的磁体根据产生方法可分为_____、_____、_____、_____四种。

6. 永磁体的磁性材料主要有_____、_____、_____三种类型。

7. 梯度磁场的性能指标有_____、_____、_____。

8. 梯度系统是由_____、_____、_____、_____、_____等部分组成。

9. 射频线圈的主要技术参数有_____、_____、_____、_____。

10. 根据射频线圈作用范围的大小可将其分为_____、_____、_____、_____、_____五类。

11. 根据所用绕组或电流环的形式,射频线圈又可分为_____、_____、_____、_____等多种形式。

12. 射频脉冲发射系统由_____、_____、_____及_____等组成。

13. 系统软件又可分为_____、_____和_____三个模块。

14. 超导材料的主要指标有_____、_____、_____。

三、单项选择题

1. MRI 设备参数不包括
   A. 磁场强度　　　　　B. 电源容量　　　　　C. 梯度磁场强度　　　D. 切换率

2. 人体磁共振成像用 MRI 设备的磁体不包括
   A. 电导型　　　　　　B. 常导型　　　　　　C. 超导型　　　　　　D. 永磁型

3. 梯度线圈通常采用的是
   A. 矩形线圈　　　　　B. 圆形线圈　　　　　C. 鞍形线圈　　　　　D. 菱形线圈

4. 梯度场的非线性一般不能超过
   A. 2%　　　　　　　　B. 4%　　　　　　　　C. 6%　　　　　　　　D. 8%

5. 数模转换器的英文缩写是
   A. DAC　　　　　　　B. ADC　　　　　　　C. CAD　　　　　　　D. BAC

6. 全身 MRI 设备中使用的梯度场多在
   A. 0.2~1.0mT/m 之间　　　　　　　　　B. 0.5~1.5mT/m 之间
   C. 1~10mT/m 之间　　　　　　　　　　D. 10~100mT/m 之间

7. 一般在 MRI 设备中,数字信号的量化级数为
   A. 4 位　　　　　　　B. 8 位　　　　　　　C. 16 位　　　　　　　D. 32 位

8. MRI 设备的共振频率在连续几次测量中变化量不应大于
   A. 10ppm　　　　　　B. 20ppm　　　　　　C. 50ppm　　　　　　D. 100ppm

四、多项选择题

1. 符合磁性原子核条件的有
   A. 中子为奇数,质子为偶数　　　　　　B. 中子和质子均为奇数
   C. 中子为偶数,质子为奇数　　　　　　D. 中子为偶数,质子为偶数

2. MRI 设备参数主要有
   A. 梯度磁场强度和切换率　　　　　　　B. 磁场强度
   C. 测量条件　　　　　　　　　　　　　D. 线圈特性

3. MRI 设备的组成包括
   A. 磁体系统　　　　　B. 梯度系统　　　　　C. 射频系统　　　　　D. 图像处理系统

4. MRI 设备的磁体有以下哪些

   A. 永磁型　　　　B. 超导型　　　　C. 电导型　　　　D. 混合型

5. 用于 MRI 设备质量保证的几何参数包括

   A. 空间线性　　　B. 空间分辨率　　　C. 层面几何参数　　D. 磁体体积

五、判断题

1. 产生磁共振的原子核中其质子数或中子数必有一个是奇数。

2. 目前用于临床 MRI 成像的原子核仅为 $_1^1H$,它是氢的一种同位素。

3. 把氢原子置于均匀磁场中,就会产生一个与外磁场垂直的磁矩。

4. 纵向弛豫时间反映纵向磁化衰减、丧失的过程。

5. 横向弛豫时间反映自旋核把吸收的能量传给周围晶格所需要的时间。

6. 人体不同器官的正常组织的 T_1、T_2 是相对固定的,但病理组织的 T_1、T_2 是变化的。

7. MRI 根据主磁场的产生方法可分为永磁型、超导型、电导型和混合型。

8. 一般把磁场强度小于 0.1 T 的称为低场强,磁场强度大于 3.0 T 的称为高场强。

9. 所谓磁场的均匀性指的是穿过单位面积的磁力线是否相同。

10. 磁体的有效孔径指的是柱形空间的有效外径。

11. MRI 的永磁体材料常有铁镍钴、铁氧体和稀土钴三种。

12. 目前全世界医院用的磁共振成像设备中,约 80% 采用永磁体。

13. 超导线圈的绕制一般有两种形式,一种是以六个或八个线圈为基础,另一种是以螺线管为基础。

14. 超导磁体 MRI 与永磁体 MRI 相比,具有高场强、高稳定性、高均匀性、日常维护费用低等优点。

15. 梯度磁场可实现成像体素的选层和空间位置编码的功能。

16. 梯度磁场系统由梯度控制器、数模转换器、梯度放大器、梯度线圈和梯度冷却系统等组成。

17. 目前广泛采用的是楔形梯度线圈。

18. 射频线圈按适用范围可分为全容积线圈、表面线圈、体腔内线圈、笼式线圈。

19. 相控阵线圈指的是由两个以上的小线圈或线圈单元组成的线圈阵列。

20. MRI 射频接收线圈接收到的 FID 信号一般较强,不需要放大器。

21. 有源屏蔽指由一个线圈系统组成的磁屏蔽,利用屏蔽线圈所产生的磁场消除杂散磁场。

22. 无源屏蔽指的是使用铁磁性屏蔽体,一般可用镍合金和铝合金。

23. 目前可通过磁体冷却系统提供的冷量来维持冷屏低温的方法称为"致冷"。

24. 目前广泛使用低温致冷剂如液氮和液氦来吸热的方法称为"制冷"。

25. 体内有金属异物的患者,不宜进行 MRI 检查,心脏起搏器患者例外。

26. MRI 水冷系统的冷水要定期更换。

27. 失超就是指超导体突然失去超导特性,一般去磁后线圈立刻就会失超。

28. 磁体去磁即是指失超。

29. MRI 致冷剂水平面降到 20%～30% 前就应补充。

30. 建筑物中的钢梁、钢筋、加固物等铁磁性材料不会干扰 MRI 磁场的均匀程度。

31. MRI 的三个梯度直流线圈都由同一个电源发生器供电。

六、简答题

1. 磁性原子核需要符合的条件是什么？
2. 简述 MRI 设备的优点。
3. 简述 MRI 设备的组成。
4. 简述 MRI 设备的分类方法。
5. 简述梯度系统的组成。
6. 简述梯度控制器(GCU)的任务。
7. 简述射频线圈的功能。
8. 简述 MRI 主计算机系统的功能。
9. 简述主计算机系统的组成。
10. 简述 MRI 使用注意事项。

七、综合题

画出射频发射单元、接收单元的结构框图。

第七章 超声成像设备

一、名词解释

1. 超声波方向性
2. 声轴
3. 多普勒效应
4. 彩超
5. A 型超声诊断仪
6. 灰阶(对比)分辨率
7. PWD
8. CWD
9. ESWL
10. 正压电效应
11. 逆压电效应
12. 动态范围

二、填空题

1. 超声设备按用途可分为_____、_____、_____等设备。
2. 换能器是由_____、_____、_____和前端的_____组成。
3. 超声诊断仪最基本的结构由_____、_____、_____、_____、_____和_____组成。
4. 超声多普勒诊断仪分为_____、_____两类。
5. 超声波是一种频率大于_____ Hz 的机械波。
6. 人耳能听见的声波频率范围是_____ Hz 至_____ Hz。
7. 声波必须通过介质进行传播,在_____中声波是不能传播的。
8. 不同频率的超声波,在同一介质内传播时其波长与频率成_____比。
9. 超声波沿_____传播,因此我们可以定向传播。
10. 超声波发射,类似光线,符合几何_____学定律(如反射、折射、聚焦和散焦)。
11. 在做超声检查时,尽量使超声声束_____入射组织界面。
12. 两种介质阻抗差异愈大,界面反射愈_____;两种介质声阻抗相等,界面反射_____。

13. 两种介质之间的声阻抗差只要相差_____,就会发生明显的反射回声,所以超声对软组织的分辨力很高。

14. 超声检查时,通常需要用耦合剂,来_____空气及和探头结合好使超声几乎完全进入人体而不会在这个过程_____能量。

15. 在人体软组织内的细胞,包括成堆的_____细胞,会发生微弱的散射波。

16. 多普勒效应频移公式为_____。

17. 多普勒有三种方法:_____、_____和_____。

18. 超声的发射利用的是_____,超声的接收利用的是_____。

19. B 型显示与超声束径向一致的切面回声图像,界面回声强弱由明暗度(灰阶)表示,它属于亮度调制型的二维图像。反射_____显示亮信号,反射_____则暗。

20. 伪彩图是根据二维图像的不同_____进行彩色编码获得。

21. 比较完整的 B 超包括主要的组成有:_____、发射和接收系统、数字扫描变换器_____、控制系统(CPU)、显示和记录系统、电源等。

22. 多普勒超声血流检测技术主要用于测量_____,确定血流方向,确定血流_____。

23. 超声诊断仪的最小组成单元根据超声图像产生的流程来分可以为:_____,发射、接收电路,_____,控制电路,电源,显示器。

24. 扫描转换器电路(DSC)即将_____来的信号按不同顺序以及晶片的排列位置放置在存储器中,然后根据监视器的行扫描同步转换成_____信号。

25. 目前的三维主要有_____三维和_____三维。

三、单项选择题

1. 超声波是频率大于
   A. 2 000Hz　　　　B. 20 000Hz　　　　C. 10 000Hz　　　　D. 5 000Hz

2. 次声波是频率小于
   A. 20Hz　　　　B. 40Hz　　　　C. 60Hz　　　　D. 100Hz

3. 诊断中最常用的超声波频率在
   A. 1~2.5MHz　　　　B. 2.5~10MHz　　　　C. 10~12MHz　　　　D. 12~14MHz

4. 超声波在下列物质中,传播速度最慢的是
   A. 水　　　　B. 空气　　　　C. 头颅骨　　　　D. 人体软组织

5. 超声波在下列物质中,传播速度最快的是
   A. 水　　　　B. 空气　　　　C. 头颅骨　　　　D. 人体软组织

6. 超声波属于
   A. X 线　　　　B. 电磁波　　　　C. 机械波　　　　D. 微波

7. 超声波是
   A. 横波　　　　　　　　　　　　B. 纵波
   C. 既是横波也是纵波　　　　　　D. 电磁波

8. 将探头直接朝向空气发射时
   A. 不反射　　　　B. 不折射　　　　C. 反射多于折射　　　　D. 折射多于反射

9. 超声波在人体组织内发生反射的条件是

  A. 相邻两种组织的声阻抗相等   B. 两种物质间声阻抗存在差别

  C. 相邻两种组织的密度相同   D. 界面长度远大于波长

10. 超声在人体中传播遇到空气,**错误**的描述是

  A. 能清晰显示空气后方组织   B. 很难看到空气后方组织

  C. 反射强烈   D. 回波出现亮点

11. 选用超声耦合剂**错误**的是

  A. 排除空气,增加透声性   B. 耦合剂越厚越好

  C. 让超声尽量多进入人体   D. 应满足阻抗匹配条件

12. 关于超声探头描述**错误**的是

  A. 可将机械和电能相互转换

  B. 超声波接收利用了正压电效应

  C. 只能将电能转变成机械能

  D. 超声波发生利用了逆压电效应

13. 超声波能量在下列组织中衰减最快的是

  A. 软组织   B. 骨骼   C. 血液   D. 肌肉

14. A 型超声是指

  A. 振幅调制型   B. 亮度调制型   C. 彩色血流显像   D. 以上都不是

15. B 型超声是指

  A. 振幅调制型   B. 亮度调制型   C. 彩色血流显像   D. 以上都不是

16. M 型超声是指

  A. 振幅调制型   B. 亮度调制型   C. 彩色血流显像   D. 以上都不是

17. 多普勒超声是指

  A. 振幅调制型   B. 亮度调制型   C. 彩色血流显像   D. 多普勒频谱显示

四、多项选择题

1. 彩色多普勒具有如下优点

  A. 检测血流速度

  B. 估测压力阶差

  C. 判断反流与分流

  D. 探测血流状态区分是层流还是湍流

2. B 型超声诊断仪的组成结构包括

  A. 换能器   B. 发射电路   C. 接收电路   D. 显示系统

3. 超声图像的分辨率一般有

  A. 频率分辨率   B. 空间分辨率   C. 时间分辨率   D. 灰阶分辨率

4. 超声多普勒技术可用来检查

  A. 脏器结构   B. 血流速度   C. 血流状态   D. 血流方向

5. 人体中可产生多普勒效应的是

  A. 胎儿心脏   B. 正常心肌组织

  C. 血流   D. 静止不动的肝组织

五、判断题

1. 20 世纪 50 年代,能提供断面动态图像的 B 型超声诊断仪问世。

2. 频率高于 20kHz 的声波称为超声波,频率低于 20Hz 的声波称为次声波。

3. 同一声波在不同介质中传播时波长、波速、频率都要发生改变。

4. 利用超声波的反射只能观察到脏器的轮廓,利用超声波的散射可以了解脏器内部的病变。

5. 声强在数值上等于单位时间通过单位面积声波的能量。

6. 超声诊断利用了人体不同组织的声阻抗存在差异。

7. 回波幅度式超声诊断仪可分为 A 型、B 型、C 型、D 型、M 型、F 型等。

8. 多普勒型超声诊断仪是根据多普勒效应来进行诊断的。

9. 超声探头具有压电效应,又称为换能器。

10. 可利用正压电效应发射超声波,利用逆压电效应接收超声波。

11. 超声探头主要由换能器、外壳、连接电缆组成。

12. 换能器主要由光透镜、匹配层、压电晶体、吸声块组成。

13. 压电晶体的谐振频率由其厚度决定,厚度越厚,其谐振频率越高。

14. 换能器吸声块的作用主要是将周围辐射的声能全部吸收掉,从而可消除干扰。

15. A 型、B 型超声诊断仪工作原理相同,都是采用亮度调制的方式来显示图像的。

16. 当声源和接收器之间有相对运动时,接收器接收到的声波频率和声源发出声波频率不等的现象称为多普勒效应。

17. 超声多普勒成像仪在医学上主要用来测量血流速度、估计血流量等。

18. CWD 表示的是脉冲式多普勒超声诊断仪。

19. PWD 超声诊断仪不能确定器官组织的位置。

20. 对彩色多普勒诊断仪,一般规定血流的方向用红色和绿色表示,湍流用蓝色表示。

21. 人体组织的声阻抗至少要有 5% 的差异,超声探头才可以检测出回波。

22. 通过控制激励时间来实现超声波束形状大小变化的扫描方式叫做相控阵扫描。

23. 对彩色多普勒诊断仪,一般规定血流的速度与颜色的亮度成正比。

24. 超声诊断仪在开机使用时,若暂停检查患者,应及时按冻结键,使仪器处于冻结状态。

25. 每天用完探头,应及时清洁,可用水清洗。

六、简答题

1. 简述超声探头的基本结构及其主要功能。

2. 简述超声波的物理性质。

3. 简述超声换能器的作用。

4. 简述 B 型超声诊断仪的工作原理。

5. 超声探头在使用过程中应注意哪些事项?

6. 简述彩色多普勒的优点。

7. 简述超声的吸收与衰减。

七、综合题

当探头出现外壳裂纹、声透镜磨损、声透镜脱落和电缆线故障时,应怎样维修和维护?

第八章　核医学成像设备

一、名词解释

1. 核医学
2. γ 照相机
3. SPECT
4. PET

二、填空题

1. γ 照相机的基本结构是由_____、_____、_____、_____、_____等组成。
2. 人体组织吸收放射性药物后辐射出的 γ 射线,经过_____入射到闪烁晶体而发出闪烁荧光。
3. 在闪烁晶体与光电倍增管之间由光纤连接,光纤的作用是_____。
4. 探测器是 γ 照相机的核心部件,主要由_____、_____、_____、_____组成。
5. 准直器安置在探头最前端,使非规定范围和非规定方向的 γ 射线不得入射晶体,起_____的作用。
6. 准直器按适用的 γ 射线能量可分为_____、_____、_____三类。
7. 准直器按结构形态可分为_____、_____、_____、_____、_____ 等。
8. 低能准直器按灵敏度和分辨力可分_____、_____、_____三种。
9. SPECT 通常由_____、_____、_____、_____和_____组成。
10. PET 的基本结构主要由_____、_____、_____及_____等组成。
11. PET 是专门为探测体内_____并进行体层显像的仪器,它的核心部件是_____。

三、单项选择题

1. 第一台 γ 照相机研制成功的时间是
   A. 1895 年　　　　B. 1957 年　　　　C. 1962 年　　　　D. 1972 年
2. SPECT 和 PET 相继研制成功的时间是

A. 20 世纪 60 年代后期 B. 20 世纪 70 年代后期

C. 20 世纪 80 年代 D. 20 世纪 90 年代

3. 下列哪一项**不是**准直器的主要性能参数

A. 孔数 B. 孔径 C. 孔长 D. 形状

4. 准直器的适用能量范围主要与下列哪项参数有关

A. 孔数 B. 孔径 C. 孔长 D. 孔间壁厚度

5. 闪烁晶体是将什么射线转变为可见光的物质

A. γ 射线 B. X 射线 C. 红外线 D. 紫外线

6. 闪烁晶体发出的是什么颜色的闪烁光

A. 红色 B. 绿色 C. 黄色 D. 紫色

7. SPECT 组成包括

A. 探测器、机架、床、控制台、计算机和外围设备

B. 探测器、机架、床、计算机和外围设备

C. 探测器、床、控制台、计算机和外围设备

D. 机架、床、控制台、计算机和外围设备

8. 现在用作 PET 的 γ 闪烁晶体 95% 为

A. AgI B. BGO C. AgBr D. NaI

9. 核医学成像使用的放射性核素的半衰期较短,一般为

A. 数分钟 B. 数小时 C. 数天 D. 数周

四、多项选择题

1. γ 照相机探测器探头包括

A. 闪烁晶体 B. 准直器

C. 光电倍增管 D. 前置放大器和电子矩阵电路

2. 准直器按几何形状可分为

A. 会聚型 B. 针孔型 C. 平行孔型 D. 狭缝型

3. SPECT 通常由下列设备组成

A. 探测器 B. 机架 C. 床 D. 控制台

4. PET 具有以下哪些优点

A. 不需要准直器 B. 检测灵敏度高

C. 本底小,分辨力好 D. 可正确定量

5. PET 按探测器在机架上的排列形状和运动方式,可分为

A. 固定型 B. 旋转型

C. 旋转-平移型 D. 摆动-旋转型

五、判断题

1. 放射性核素的衰变方式有 α 衰变、β 衰变、γ 衰变等多种。

2. 20 世纪 70 年代,γ 照相机问世,γ 照相机以一次成像代替闪烁扫描机的逐点成像方式。

3. 放射性药物引入人体内,需阳性显像时,要求放射性药物在病变组织应不浓聚或很少浓聚。

4. 目前临床应用最广泛的放射性药物是 ^{99m}Tc 络合物。

5. 核医学显像技术能对靶组织进行定位、定性、定量分析。

6. 核医学显像诊断仍未进入细胞和分子水平。

7. 核医学显像需将放射性药物引入体内,所以单次核医学显像检查对患者的辐射剂量比 X 线摄影大得多。

8. 核医学成像设备大致可分为两类:一是 γ 照相机,二是 ECT。

9. γ 照相机由探测器、电子线路、显示记录装置、机械支架和床等组成。

10. γ 照相机准直器起到空间定位选择器的作用。

11. 对一个特定的准直器而言,准直器越厚,γ 照相机的空间分辨力越低。

12. 当给定核素和给定 γ 射线能量时,准直器的空间分辨力与灵敏度具有一致性,即空间分辨越高,灵敏度也越高。

13. 准直器按结构形态可分为单针孔型、多针孔型、多孔聚焦型、多孔发散型等。

14. 闪烁晶体置于光电倍增管和准直器之间,其作用是将荧光转化为 γ 射线。

15. γ 照相机的电路部分主要包括位置信号通道和能量信号通道。

16. SPECT 有扫描机型和 γ 照相机型两种结构类型。

17. SPECT 的探测器与 γ 照相机的探测器相同,其作用也是探测参与体内各种生理、代谢活动的放射性核素向外辐射的 γ 射线。

18. SPECT 和 X-CT 一样必须在数据采集前设定准直器来改变扫描层厚,数据采集结束后就不能再选择了。

19. SPECT 的图像空间分辨率比 X-CT 高。

20. PET 是一种利用高能负电子成像的 ETC。

21. PET 和 SPECT 一样都需要准直器。

22. 现在用作 PET 的 γ 闪烁晶体 95% 是锗酸铋。

23. 核医学成像设备在使用时光电倍增管的高压突然中断会对探测器产生不利影响,故应防止这种突然中断。

24. 核医学成像设备在使用时应注意室温变化应小于 $10℃/h$,以防止温度突变造成闪烁晶体碎裂。

25. 当不进行显像时,探头应水平放置,闪烁晶体向上,这样有助于光导与晶体紧密连接。

六、简答题

1. 简述 γ 照相机的组成。

2. 简述 γ 照相机工作原理。

3. γ 照相机有哪些主要优点?

4. 简述 SPECT 的组成和性能特点。

5. 简述 PET 的基本结构和成像特点。

6. 如何做好 SPECT 的日常维护?

第九章　医学图像存储与传输系统

一、名词解释

1. PACS
2. DICOM
3. ACR
4. NEMA
5. HIS
6. RIS
7. LIS
8. IHE

二、填空题

1. PACS 系统的主要功能有：_____、_____、_____、_____。
2. 图像的存储方式有：_____、_____、_____三级。
3. 图像存在的主要参数包括_____、_____、_____。
4. 根据 PACS 的覆盖范围,可分为_____、_____、_____三种类型。
5. PACS 的主要结构包括_____、_____、_____、_____等。
6. 用于 PACS 系统中的网络技术主要有三种：_____、_____和_____。
7. 远程放射学系统的基本构成包括各种_____、_____、_____、_____等。

三、单项选择题

1. 以下**不属于** PACS 系统优点的是
   A. 可实现图像数据共享
   B. 采用大容量存储技术
   C. 图文并茂,不需要医生出诊断报告
   D. 可开展远程影像诊断
2. 下列**不属于** PACS 发展趋势的是
   A. 提高成像速度和存储量
   B. 提高图像质量
   C. 三维重建、多种影像融合
   D. 对已存储的图像不再支持调节
3. 以下**不属于**图像存储参数的是
   A. 存储方式
   B. 响应时间
   C. 权限和范围
   D. 访问优先级

4. 以下**不属于** PACS 系统主要结构的是
   A. PACS 服务器
   B. 图像数据采集系统
   C. 存储设备
   D. 计算机摄影系统

5. 用于 PACS 系统中的网络技术**不包括**以下哪种
   A. 以太网技术
   B. 同步传输模式
   C. 光纤分布式数据接口技术
   D. 异步传输模式

6. 以下**不属于** PACS 存储系统特点的是
   A. 文件尺寸大
   B. 分级存储
   C. 提高了成本
   D. 海量存储

7. 远程放射学系统的基本构成**不包括**
   A. 医学影像设备
   B. 图像显示处理设备
   C. 远程通信设备
   D. 放射影像分析设备

8. 目前在临床常见的医学信息系统**不包括**
   A. RIS
   B. LIS
   C. CIS
   D. HIS

9. 从 1998 年开始，PACS 系统图像传输都采用以下哪项标准
   A. DICOM1.0
   B. DICOM2.0
   C. DICOM3.0
   D. DICOM4.0

四、判断题

1. 医学图像存储与通讯系统的缩写是 PACS。
2. PACS 可实现在不同地方同时调阅不同时期和不同成像手段的多幅图像。
3. 医学数字图像和通讯（DICOM）标准 3.0 于 1999 年出台。
4. 响应时间、权限和范围、访问优先级等是 PACS 图像存储的主要参数。
5. PACS 的服务器需要具备从大量的 DICOM 信息源中获取图像的功能。
6. 用于 PACS 系统中的网络技术主要有以太网技术、光纤分布式数据接口技术和同步传输模式。
7. PACS 的主要结构包括 PACS 服务器、图像数据采集系统、数据通信网络、存储设备等。

五、简答题

1. 简述 PACS 系统的主要优点。
2. 简述 PACS 系统的基本结构和各部分的作用。
3. 简述 PACS 系统核心层设备组成。

第二篇 实训指导

实验实训课是课堂教学的延续和深化,是对学生进行技能训练的基本手段。因此,加强实训教学,是全面完成教学计划,培养实用型人才的重要环节。通过实验实训,可丰富学生感性认识和扩大知识领域,可加强学生动手能力和实际操作技能的训练,为把学生培养成为实用型人才打好基础。

一、课前准备

(一)教师

教师是实训课的组织指导者,对实训的成败和效果负有直接责任,因此,必须做到以下几点:

1. 认真备课,根据教学目标和具体实训条件,合理地安排实训项目和实训方法步骤,以保证在规定时间内完成实训内容。

2. 认真准备实训器材,并对所用仪表、仪器和元件进行检查。

3. 认真做好预试,对实训中可能发生的问题和测试中的误差范围等,应做到心中有数,以保证实训数据的准确性。

4. 对比较复杂的实验实训,应请学生先预习,以保证实训的顺利进行。

(二)学生

本课程实训内容丰富,所用仪器、仪表、元件较多且贵重,实训操作步骤复杂。为了保证实训课顺利进行,达到预期效果,所以要求每个同学在上课之前,必须对实训内容进行认真预习并做到:

1. 明确实训目的,掌握实训原理,理解实训电路,熟悉各元件在电路中的作用。

2. 熟记实验的方法和步骤,熟悉所用仪表、仪器和设备的基本性能和使用方法。

3. 明确实训中应观察到的现象和需测量的数据,设计好记录表格。

4. 牢记实训中的注意事项,并在实训中严格执行。

二、实训课的进行

(一)教师

1. 检查学生实训预习情况,并有针对性地讲解实训的目的、方法、步骤和注意事项。

2. 维持实训课秩序。实训过程中巡回检查,及时发现出现的问题,并给予纠正。若问题带有普遍性,应暂停实训过程,进行统一指导后再继续进行。

3. 检查实训结果,验收所用到的器材和设备。

(二)学生

1. 按实训小组,在指定的实训台或影像设备上进行实训或操作。不能随意走动、喧哗,以保持实训室的安静。

2. 首先应检查、核对实训器材,如发现缺损,应立即向教师报告。

3. 按规定的方法和步骤进行实训操作,并记录所观察到的现象和测得的数据。若要改变实训方法、实训电路、操作程序时,须经过教师同意后方可进行。如需通电,必须经老师检查同意后才可通电。

4. 正确使用实训工具和器材,如有损坏,应立即向教师报告,填写损坏单后方可更换新品。

5. 实训结束后,须将实训器材分类整理,摆放整齐,交教师验收后才可以离开。

三、实验过程中的注意事项

（一）注意人身安全

在本课程的实训中,伤害人体的因素可能有两个方面:一是触电,二是辐射。因此在实训过程中必须做到以下几点,避免意外事故发生。

1. 在无绝缘的情况下,人体的任何部位不得触及带电体。

2. 管制好电源,实训小组须有专人负责电源的接通或切断。接通电源时应通知全组人员,不能带电更改或拆除电路。

3. 在有高压裸线实训场所,人员应远离 2m 以外。

4. 实训中如需发生 X 线时,X 线窗口不准对向有人群的地方,并要外加防护措施。

5. 若发生触电事故,应立即切断电源,并组织抢救。

（二）注意设备安全

实训所用的仪器设备精密昂贵,使用时应特别爱惜,并做到:

1. 电路连接好后,必须认真进行检查,确认无误并经老师复查后,才可以进行通电和电参数的测量。

2. 使用仪表、仪器和影像设备之前,应了解其性能、规格和使用方法,并严格按操作规程进行操作。

3. 正错使用仪表、仪器,避免损坏仪表、仪器或出现较大的测量误差。

（三）注意培养严谨的科学态度并不断提高实训技能

1. 每次应正确选择和使用实验工具,养成有条不紊的工作习惯。

2. 电路连接时,要做到线路布局合理,接线整齐、牢固、方便测量。

3. 对所测得的数据和观察到的现象,学会分析。做到边实验边分析,以便及时发现和纠正不正确的结果,保证实训的成功。

4. 每次实训后应对相关结论进行分析讨论,以进一步加深对理论知识的理解。

实验一　认知 X 线管及 X 线管的检测

【实验目的】

1. 通过观察固定阳极 X 线管和旋转阳极 X 线管,掌握 X 线管的基本结构。

2. 学会 X 线管的外观检查。

3. 学会检验 X 线管真空度。

【实验器材】

高压试验台,固定阳极 X 线管,旋转阳极 X 线管,1.5V 干电池六节,万用表,乙醚,纱布若干,导线夹若干,常用工具等。

【实验方法及步骤】

1. X 线管结构识别　学生分组,观察 X 线管结构。

2. X 线管的外观检查

(1) 观察 X 线管的玻璃壁是否有裂纹、划伤、杂质和气泡。

(2) 观察阴极灯丝是否有断路、短路,阴极聚焦罩松动,灯丝管外引线有无断线等现象。阳极靶面是否光滑,有无麻点、龟裂现象,铜体与阳极头有无明显空隙。

(3) 管壳内有无异物,金属部分有无氧化、锈蚀现象。

3. X 线管灯丝检查

(1) 用万用表直流电阻 RX1Ω 档,测量 X 线管灯丝直流电阻,测得电阻应该小于 3Ω。

(2) 用六节 1.5V 干电池给 X 线管灯丝供电,灯丝应均匀燃亮。

4. 冷高压试验　指在 X 线管灯丝不加热的情况下,在 X 线管两极间施加高压,检查 X 线管真空度。

操作方法:将 X 线管外壁用乙醚清洁后,放入高压试验台油箱内(油的耐压值不低于 30kV/2.5mm),进行冷高压试验,以检验 X 线管真空度。在高压试验台上调整高压,从低千伏开始,逐步升高管电压(注意,在使用全波整流高压试验台时,加给 X 线管的冷高压不应大于 X 线管额定电压的 70%)。在冷高压试验时,X 线管内应该无电离辉光、无极间放电、无跳火等现象,毫安表应无指示,稳定在 0mA。若冷高压试验时出现辉光,且辉光强度随管电压升高而增强,则说明该 X 线管真空度不良。

【注意事项】

1. 高压通电试验时,应确保绝缘安全,防止高压电击。

2. 冷高压试验要在允许的最高电压下进行,避免损坏 X 线管。

【思考题】

1. 什么是冷高压试验? 试验的目的是什么?

2. X 线管真空度不良时,冷高压试验会出现什么现象?

3. 冷高压试验中要注意哪些问题?

实验二　X 线管的更换

【实验目的】

1. 掌握更换 X 线管的方法。

2. 熟悉 X 线管的构造及功能。

3. 了解 X 线管管套的结构。

【实验器材】

固定阳极 X 线管,固定阳极 X 线管管套(带高压插座),变压器油,乙醚或四氯化碳,纱布,常用工具等。

【实验方法及步骤】

1. 拆卸旧 X 线管

(1) 将管套两端的外盖拆下,把膨胀器固定螺丝松开,取出胀缩器,从管头内倒出变压器油。

(2) 拆卸阴极端。先卸下阴极端的引线和阴极固定胶木,并记录大、小焦点接线位置。

(3) 拆卸阳极端。固定阳极的 X 线管阳极柄上装有散热体,散热体与高压插座相连。拆卸时,先托住 X 线管,再将散热体与高压插座固定螺钉松脱,即可将 X 线管从管套的阳极端取出。

2. 更换新 X 线管

（1）用乙醚或四氯化碳将管套内部和 X 线管擦拭干净。

（2）将散热体固定在阳极柄上。

（3）将 X 线管放入管套内，调整 X 线管位置，使阳极焦点面中心与放射窗口中心重合，然后先固定阳极，后固定阴极。

（4）将阳极和阴极的连接线接好，注意检查大、小灯丝引线是否与插座标记一致，需留出注油孔。

（5）注油、排气、封装。

【注意事项】

1. X 线管初次使用或搁置较长时间后再次使用时，必须进行 X 线管训练。

2. 日常操作 X 线管动作要轻，不得碰撞，保存 X 线管时，应阳极在下垂直放置。

【思考题】

1. 简述更换 X 线管的操作过程。

2. 简述 X 线管的结构和功能。

实验三　X 线管球管训练

【实验目的】

1. 掌握 X 线管高压训练的步骤及作用。

2. 熟悉高压电路通电试验的方法及步骤。

3. 了解高压电路通电试验的意义。

【实验器材】

XG-200 型 X 线机一台，10A 交流电流表一只，500V 或 1 000V 兆欧表一只，乙醚或乙醇，纱布，脱水凡士林，连接导线若干，常用工具等。

【实验原理】

高压通电试验主要包括空载试验、负载试验、X 线管的高压训练三部分。高压通电试验是对 X 线机高压电路的接地部件质量、工作程序、基本性能等各方面进行全面检查的一项不可忽视的重要工作。

在进行高压通电试验前，应检查高压变压器次级中心点处的保护装置（如放电针、放电管等）是否安全可靠，高压发生器外壳接地是否良好，并对高压变压器的绝缘阻抗进行测试，具体方法是：使高压初级呈闭路状态，用直流 500V 或 1 000V 的兆欧表在高压初级的接线柱与接地接线柱之间进行测定，其绝缘阻抗应>0.5MΩ，次级对地应>200MΩ。经上述检查和测定合格后，才可进行高压通电试验。

1. 空载试验　是指接上高压发生器，而不接 X 线管时所进行的高压通电试验，试验对象是高压发生器，试验的目的是检验高压发生器内部各高压部件承受高压的能力和有无短路故障。

2. 负载试验　是指将高压发生器、X 线管都接上时所进行的高压通电试验。试验的目的是对高压电缆的耐压和 X 线管的质量作初步检验。如果高压电缆的绝缘强度不够，则当管电压升高至一定数值时，高压电缆就会被击穿；如果 X 线管质量差，如真空度不良，就会发生一系列现象。

3. X 线管高压训练　当启用新 X 线管或闲置三个月以上不用的 X 线管时，应首先进行 X 线管高压训练。试验目的是：①检查 X 线管的真空度是否良好；②提高 X 线管性能的稳定性，并使真空度轻微不良的 X 线管恢复正常。

【实验方法及步骤】

1. 空载试验　空载试验的步骤如下：

（1）拆下高压初级上的短路线。

（2）将高压初级连接线接上，并将一只 0~10A 的交流电流表串联接到高压初级电路中。

（3）暂不接连接高压发生器的高压电缆，为防止高压插座对地（油箱外壳）沿面放电，可在插座内注入适量变压器油。

（4）合上墙闸，开机，调节电源电压，使电源电压表指示标准位，技术选择开关置透视位，透视 kV 调至最高值的一半。

（5）踩下透视脚闸，观察高压初级串联的电流表，指针应有指数（即空载电流）且平稳，控制台上的 mA 表应无指数。仔细倾听高压发生器内，应有轻微的"嗡嗡"声，持续 5min 无异常，可松开脚闸，第一次试验结束。

（6）每次升高 5kV，每次持续 3~5min，重复步骤（5）。注意间歇，一直试验至说明书中规定的数值，一般为 90~100kV。

在试验过程中，若高压发生器内有"嘶嘶"声或"噼啪"声、电流表指针有"跳动"、mA 表有读数等现象皆属异常，应立即切断电源，查找原因，排除故障后方可继续进行。若无上述现象，则说明空载试验正常。

注意：查找故障原因时，在接触高压发生器内部器件之前，必须将高压初级接线取下，并将高压变压器初级两接线柱短路，且将高压部件对地放电，以防高压电击事故的发生。

2. 负载试验　负载试验的步骤如下：

（1）拆下高压初级串联的电流表。

（2）将注入高压插座内的变压器油抽出。

（3）用洁净的纱布和乙醚或无水酒精将高压插座和高压电缆插头表面擦洗干净，不能留有水分、杂质和纤维物。

（4）在高压电缆插头表面均匀地涂上一层脱水凡士林或硅脂，以便插头插入插座时，把插座内的空气排出，防止高压放电现象。

（5）依次将阳极高压电缆的 2 个插头分别插入高压发生器的"+"插座内和 X 线管管套上的"+"插座内，检查极性无误后，将高压电缆的固定环旋紧。

（6）合上墙闸，开机，将技术选择开关置透视位，调准电源电压，将透视 kV、透视 mA 都置最低位。

（7）踩下透视脚闸，此时 mA 表应有微小读数，慢慢调节 mA 调节旋钮，使 mA 值升至 1mA，持续 2min。松开透视脚闸，将 kV 值升至 65kV，断续曝光 5min，观察 X-TV 亮度是否正常。若无异常，负载试验即可结束。

这项试验更应特别小心谨慎，必须严格按说明书上规定的操作规程进行，并密切注意 mA 表、kV 表及电源电压表指针的变化。

3. X 线管的高压训练　高压训练的步骤如下：

（1）合上墙闸，开机，将电源电压调至标准位，技术选择开关置透视位，透视 mA、透视 kV 都置最低位。

（2）用脚闸或透视手开关透视，缓调透视 mA 旋钮，使透视 mA 表指示 1mA，观察 mA 表是否稳定，若无异常，松开脚闸。

（3）保持 mA 值不变，逐渐升高 kV 值，每次增加 5kV，断续曝光 1~2min，间歇 3min，直至最高标定 kV 值。

在整个高压训练过程中,若 mA 表指数始终保持稳定,则说明 X 线管真空度良好、性能稳定。若 mA 表指针出现不稳、颤动、跳动等现象时,说明 X 线管有轻微真空不良或性能不稳。此时应立即切断高压,将 kV 值退回最低位,适当间歇后重新开始训练,方法同上。待 mA 表稳定后,再逐步升高 kV 值继续训练,直至最高 kV 值。若多次训练,mA 表指数越来越不正常,出现 mA 表指针冲满刻度,kV 表指针大幅度下跌等现象,则说明 X 线管严重真空不良,已不能使用,应予更换。

【注意事项】

1. 查找故障时,在接触高压电缆芯线之前,必须先把高压初级接线取下,并将高压变压器初级两接线柱短路,且把高压电缆芯线对地放电,以防高压电击事故的发生。

2. 注意射线的防护,安全用电。

【思考题】

1. 简述高压通电实验的步骤、注意事项。

2. X 线管高压训练的目的是什么?简述实验步骤。

实验四　X 线管注油

【实验目的】

1. 掌握 X 线管注油排气的方法。

2. 熟悉 X 线管管套漏油的原因。

【实验器材】

X 线管及管套,真空泵,高压绝缘油,清洁容器,常用拆卸工具等。

【实验方法及步骤】

1. 真空注油法　将注油孔尚未封闭的管套或组合机头置于一个密封的容器内,用真空泵以大约一个大气压的压力抽真空,使容器内的空气逐渐排出。然后打开油阀,使油进入容器,在油注满管套或机头的同时,气体被全部抽出。

2. 手工注油排气法　在油初步注满后,不断地用手轻轻摇动管套或利用管套的胀缩器挤压,使气泡慢慢逸出。还可给 X 线管施加较低的管电压,使油产生一定速度的对流,以便让气泡排出。

手工排气法不容易一次将管套或机头内的气泡全部排出,需反复多次摇动、静放、排气,才能将气泡完全排除干净。静放时,若放入 50~60℃ 的干燥箱内,更有利于气泡膨胀和排出。

3. 性能实验　新换装的 X 线管必须进行高压训练,然后按额定数值校准并调整 mA 后才可正式使用。

【注意事项】

此项实验不宜在潮湿天气进行。

【思考题】

X 线管管套漏油的原因有哪些?怎样检修?

实验五　认知高压发生器及部件

【实验目的】

1. 掌握高压发生器内部结构以及各高压元件的结构、特点。

2. 熟悉高压发生器中各元件之间的电路连接关系。

3. 了解高压发生器内元件的常见故障。

【实验器材】

带交换闸的高压发生器,辘轳架及铰链,常用电工工具。

【实验方法及步骤】

1. 认识高压发生器箱顶盖上的各种标记符号的意义,放电针、放电管的位置,高压电缆插座及其标记等。

2. 卸下高压发生器箱顶盖四周的固定螺丝,利用辘轳架缓缓升起内部的高压部件,应将其完全露出来,注意变压器油不要溢出。

3. 识别高压发生器内部各高压元件及其布局位置。

4. 对照电路图,找出各高压元件的电路连接线走向。

5. 训练装卸高压整流硅堆并判断其极性和质量好坏。

【注意事项】

1. 此项实验不宜在潮湿天气进行。

2. 在观察和操作过程中,注意不要将杂物和水分带入高压发生器油箱内。

3. 实验结束后应立即封闭高压发生器油箱。

【思考题】

1. 叙述高压发生器的内部结构以及各标记符号的意义。

2. 绘制高压发生器箱内各元件的布局图。

实验六　变压器油耐压、过滤

【实验目的】

1. 掌握变压器油耐压、过滤的方法。

2. 熟悉判断变压器油绝缘强度好坏及再生方法。

3. 了解变压器油的主要性能。

【实验器材】

高压实验台(箱)油杯,电极,盛油瓶,滤油机,油管,储油桶,乙醇或乙醚等。

【实验方法与步骤】

1. 变压器油耐压实验步骤

(1)首先用乙醚或苯将油杯和电极清洗干净,并调整电极距离,如图 2-1 所示使其平行相距 2.5mm,电极与油杯壁和油面的距离,应≥15mm。

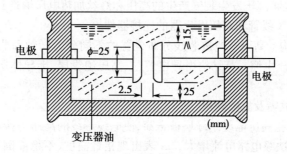

图 2-1　变压器油杯和电极

（2）在空气干燥的情况下，取做耐压实验所需的油样≥0.5kg，取样工具和盛油样瓶保持内外洁净和干燥。

（3）用被测试油冲洗油杯和电极2~3次，然后将被试油样沿油杯内壁注入油杯中，并静止10~15min，使油中气泡逸出。

（4）将油杯接入高压电路，高压变压器与油杯之间应串入5~10MΩ的保护电阻。

（5）闭合电源开关，以每分钟提升大约3kV的速度增大电压，直至油中发生十分明显的火花放电为止。发生击穿前瞬间，电压表指示的电压值即为击穿电压。

（6）油样被击穿后，在静置5min后，可重复以上步骤进行实验，一共做5次求平均值。

2. 变压器油过滤步骤

（1）将滤油纸按滤油机的铸铁滤框大小叠好放在80℃的烘箱内干燥24h。

（2）将全部滤油设备用油冲洗干净后待用。

（3）在滤油机的铸铁滤框间放置滤纸，旋动加压手柄，将滤框压紧。

（4）将进油管插入待过滤的油中，出油管放入储油桶；合上电源闸、滤油机工作，平均每小时更换一次滤纸。

（5）每小时取一次油样，进行耐压实验，至绝缘性能合格为止。

【注意事项】

1. 滤油工作须在干燥的室内进行。

2. 过滤合格的油应密封存放。

【思考题】

1. 变压器油耐压实验步骤有哪些？

2. 简述过滤变压器油步骤。

实验七　高压电缆常见故障及修复

【实验目的】

1. 掌握高压电缆和高压插头的结构。

2. 熟悉高压电缆的灌注步骤及方法。

3. 了解高压电缆常见故障的种类及原因。

【实验器材】

高压电缆，高压电缆插头，万用表，1 000V交流摇表，交流微安表，电炉子，搪瓷缸，变压器油，松香，乙醚或四氯化碳，纱布，细漆包铜线，焊锡，钢锯，电工常用工具等。

【实验原理】

高压电缆的作用是将高压发生装置产生的高压和灯丝加热电压输送到X线管两端。高压插头，插座是高压电缆与X线管和高压发生器的连接器件。

1. 高压电缆的结构　高压电缆按芯线分布位置的不同分为同轴和非同轴高压电缆两种形式，目前多用非同轴高压电缆。其结构由导电芯线、高压绝缘层、半导体层、金属屏蔽层、保护层等构成。

2. 高压电缆常见故障及故障现象

（1）电缆击穿：是指高压电缆绝缘层被击穿，使电缆芯线的高压与接地的金属屏蔽层短路。其故障表现为：①高压次级电路电流增大，mA表出现指针满度、不稳或倒退现象；②由于高压初级电流相应增大，电源电压降增大，kV表指针下跌，机器过载发出很大嗡嗡声，保险丝熔断；③荧光屏荧光暗淡,X线照片影像清晰度和对比度显著降低,甚至白片;④在电缆附近可闻到臭氧或橡胶烧焦糊味。

(2) 芯线短路:高压电缆导体层三根芯线中,若有两根发生短路故障,可能出现以下现象:①轻微短路可使灯丝加热电压降低,曝光时,mA表指示偏低或不稳;②严重短路时,X线管灯丝不亮,无X线产生。

(3) 芯线断路:三根芯线同时断路很少见,常多见一根芯线断路,其故障表现为:①若小焦点芯线断路,则透视或小焦点摄影时X线管灯丝不亮,无X线产生;②若大焦点芯线断路,则大焦点摄影时,X线管灯丝不亮,无X线产生;③若共用线断路,则大小焦点灯丝同时都亮,但亮度很暗,无X线产生;④若芯线断路不完全,时接时断,则可见荧光屏荧光闪动,mA表指示不稳。

【实验方法及步骤】

1. 根据电缆击穿的故障现象对故障原因进行分析。

2. 高压电缆芯线短路故障原因分析。

3. 高压电缆断路故障部位的判断。

4. 高压电缆插头的灌注

(1) 首先量出大小焦点,共用线在电缆两头的接线位置,并记录。

(2) 焊开插脚引线和金属屏蔽层,把插头浸入加热的变压器油中,使填充剂溶化,用力取下插头。

(3) 把故障部位锯掉,把绝缘层切去1cm,露出芯线。

(4) 根据电缆插头的长度,剥去保护层和金属屏蔽层,锉去半导体层,锉削修整绝缘层表面。

(5) 用三根较长铜线焊接到芯线上,引线与芯线的焊接处应套上绝缘套管。

(6) 把焊接好的三根引线穿过高压插头插脚处的小孔。

(7) 用乙醚或四氯化碳清洁电缆和插头,并用热风加热。

(8) 把电缆固定在适当位置上,使电缆头与地成60°~70°角。

(9) 在电炉上加热熔化好填充剂(松香90%左右、变压器油10%左右),注入插头内,拉直三根引线,将高压电缆插头推入电缆头。

(10) 检查三根引线是否有短路、断路,待填充剂凝固后,焊接插脚引线和屏蔽层,最后对修好的电缆做耐压试验。

【注意事项】

1. 在剥去保护层和金属屏蔽层时,应注意避免割伤绝缘层。

2. 灌注松香时,注意避免被填充剂烫伤。

【思考题】

1. 详述高压电缆的结构及各部分的作用。

2. 高压电缆常见故障的种类有哪些?

3. 叙述高压电缆修复的步骤。

实验八　高压整流装置故障

【实验目的】

1. 掌握高压整流电路故障的分析及判断方法。

2. 熟悉整流电路发生断路及整流元器件击穿时,mA表指示情况。

3. 了解高压整流电路发生故障时的其他异常现象。

【实验器材】

四管桥式全波整流 X 线机一台,组合机头一个,带有管套的 X 线管一套,同型号高压硅柱数只,同型号击穿的高压硅柱数只,万用表一个,乙醚,纱布,变压器油若干,常用电工工具等。

【实验原理】

1. 如图 2-2 所示,K_1、K_2、K_3、K_4 四只高压硅柱组成桥式全波整流电路。若某半周整流元件截止时,则该半周内无电流通过,mA 表指示减半;若在两个半周内均不工作时,则高压次级断路,mA 表无指示;若相邻的两个整流管不工作时,无 X 线发生,mA 表无指示。

2. 若四管桥式全波整流高压电路中的任一管击穿,则 mA 表指示满度。

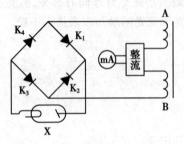

图 2-2 高压整流器电路实验图

【实验方法及步骤】

1. 高压整流元件断路实验

(1) 把技术参数设置为 60kV、100mA、1s 后曝光,观察 mA 表,正常指示应在 100mA 处。

(2) 若任一高压整流器不工作(断开),以 60kV、1s 曝光,观察 mA 表,此时应指示 50mA 位置。

(3) 若同半周两个整流器不工作,mA 表仍然指示一半。

(4) 若相邻近的两个整流器不工作,mA 表则无指示。

(5) 若四支整流器均不工作,mA 表亦无指示。

2. 高压整流元件击穿实验 此实验应在最低透视条件下进行,而且曝光次数不宜过多(最好一次),否则容易损坏机器。其方法为拔去发生器端两极电缆,并在高压插座内注入一定量的变压器油,然后将一击穿的硅柱放入发生器内。用 60kV 瞬时曝光,可见:①mA 表冲到头;②电压降增大;在初级电路中串一只 0~50A 电流表,可见初级电流增大。

3. 判断高压硅堆整流器击穿

(1) 拆去 K_1,mA 表满度,说明 K_3 与 K_4 中有一支被击穿。

(2) 拆去 K_3,用 K_1 代替 K_3 位置,若 mA 表满度,证明 K_4 被击穿。如 mA 表指示正常,证明 K_3 被击穿。

(3) 装上新管可将 K_2 与 K_4 对调,mA 表正常,则说明整流器故障已排除。

【注意事项】

高压整流元件击穿实验应在最低透视条件下进行。

【思考题】

说出当整流装置电路发生断路及元件击穿时 mA 表的指示情况。

实验九 常用控制开关的识别及使用

【实验目的】

1. 掌握按钮开关、手开关、脚开关、微动开关、转换开关、刷形开关、琴键式开关等常用机械开关的结构和用途。

2. 熟悉常用机械开关在 X 线机中的应用。

3. 了解常用机械开关的常见故障。

【实验器材】

按钮开关、组合开关、手开关、脚开关、微动开关、转换开关、刷形开关、五挡琴键开关等数个,普通闸刀开关 1 个,6V 电源 1 台,6.3V 小灯珠 5 个。

【实验方法及步骤】

1. 将按钮开关的常开接点接入图 2-3 中的 A、B 端,常闭接点接入图中的 A、C 端,合上开关 K,观察按下和松开按钮开关时灯珠的变化情况。

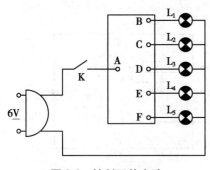

图 2-3　控制开关实验

2. 将图中的 A 点分别接到组合按钮开关的两层静触点上,将 B、C 分别接到两层对应的动触点上,合上开关 K,旋动组合开关手柄,观察灯珠的变化情况。

3. 将手开关的两接点接入图中的 A、B 端,合上开关 K,按下手开关,观察灯珠的变化情况。

4. 将脚开关的两接点接入图中的 A、B 端,合上开关 K,踩下脚开关,观察灯珠的变化情况。

5. 将微动开关的两接点接入图中的 A、B 端,合上开关 K,按下微动开关的推杆,观察灯珠的变化情况。

6. 选择转换开关(或刷形开关)的一层,将该层的动触点接入图中的 A 端,任意选择该层上的五个静触点分别接入图中的 B、C、D、E、F 端,合上开关 K,旋动转换开关(或刷形开关),观察灯珠的变化情况。

7. 分别找出五挡琴键开关的常开接点中的一个接点并接入图中的 A 端,其常开接点的另一接点分别接入图中的 B、C、D、E、F 端,合上开关 K,然后按下五挡琴键开关,观察灯珠的变化情况。

【注意事项】

1. 连接好电路后,需反复检查无误才可通电。

2. 实验过程中规范操作,不能在没断电的情况下接触实验器材。

3. 做完实验应先关电源,然后才拆除电路元件。

【思考题】

1. 按钮开关、组合开关一般用在 X 线机哪部分电路中?

2. 转换开关、刷形开关、琴键开关一般在 X 线机中起什么作用?

实验十　接触器、继电器的使用及参数测定

【实验目的】

1. 掌握接触器、继电器的结构及工作原理。

2. 熟悉接触器、继电器在 X 线机中的应用。

3. 了解接触器、继电器的特点与用途。

【实验器材】

每实验小组配备器材:直流电源 1 台,调压器一台,万用表 2 个,交流接触器(CJ)1 个,JTX 直流继电器(12V)1 个,电位器 1 个,普通灯泡 2 个,导线若干,常用电工工具等。

【实验方法及步骤】

1. 接触器吸合电压的测定

(1) 按实验图 2-4 连接电路。

(2) 把调压器电压从零开始逐渐升高,直到灯泡 L_1 刚好亮(即接触器 CJ 刚好吸合)时停止,

此时接触器两端的电压即为吸合电压,记录此值。

（3）重复以上步骤操作五次,记录下电压值,求其平均值即为吸合电压值。

2. 继电器吸合电流的测定

（1）按实验图 2-5 连接电路。

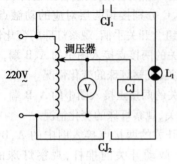
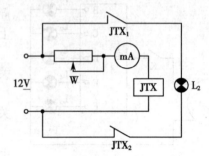

图 2-4　接触器实验　　　　　　　　图 2-5　继电器实验

（2）调节电位器 W,使流过直流继电器 JTX 线圈中的直流电流逐渐增加,直到灯泡 L_2 刚好亮为止,记录此时电流值。

（3）重复以上步骤,操作五次并记录电流值,求其平均值即为维持工作的最小电流值。

（4）调节电位器 W,使其短路,此时的电流为工作电流,记录此值。

【注意事项】

1. 接好电路后需反复检查无误才可通电。

2. 此实验要多做几次求平均值以减小误差。

3. 实验过程中规范操作,不能在没断电的情况下接触实验器材。

4. 做完实验应先关电源,然后才拆除电路元件。

【思考题】

1. 比较接触器、继电器的结构以及用途的主要区别有哪些?

2. 说出接触器、继电器的工作原理。

3. 交流接触器里的短路环有什么作用?

实验十一　谐振式磁饱和稳压器的使用与参数测定

【实验目的】

1. 掌握谐振式磁饱和稳压器的工作原理及结构特点。

2. 熟悉谐振式磁饱和稳压器的连接。

3. 了解谐振式磁饱和稳压器的常见故障。

【实验器材】

每实验小组配备器材:闸刀开关 1 个,自耦调压器 1 台,谐振式磁饱和稳压器（WYQ）1 台,万用表 2 个,220V、60W 灯泡 1 个,导线若干,常用电工工具等。

【实验方法及步骤】

1. 按图 2-6 连接电路,在谐振式磁饱和稳压器（WYQ）的输入端和输出端上分别并联上万用表的电压挡 V_1、V_2。

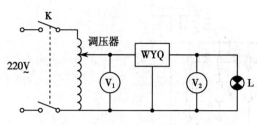

图 2-6 谐振式磁饱和稳压器的特性

2. 调节自耦调压器,改变其输出电压,使其分别为 100V、120V、140V、160V、180V、200V、220V、240V,读取并记录下稳压器输入端的电压值 V_1。

3. 观察灯泡的亮度变化,读取并记录稳压器输出端对应的电压值 V_2,观察稳压器输出电压怎样变化。

4. 调换一支谐振式磁饱和稳压器的电容器(改变其电容值),重复以上 2、3 步骤,观察稳压器输出电压怎样变化并记录。

【注意事项】

1. 接好电路后需反复检查无误才可通电。

2. 实验过程中规范操作,不能在没断电的情况下接触实验器材。

3. 做完实验应先关电源,然后才拆除电路元件。

【思考题】

1. X 线机上谐振式磁饱和稳压器的作用是什么?

2. 谐振式磁饱和稳压器的铁芯和绕组与普通变压器的铁芯和绕组有何区别?

3. 简述谐振式磁饱和稳压器的工作原理。

4. 谐振式磁饱和稳压器的工作频率和供电电源频率有何关系?

实验十二　曝光控制、管电压与管电流调节原理演示

【实验目的】

1. 掌握曝光控制、管电压与管电流调节的工作原理,实现方法。

2. 熟悉继电器的控制方式。

3. 了解 X 射线管的工作特性。

【实验器材】

每实验小组配备器材:X 射线机综合实验箱(图 2-7 综合实验箱)一个,数字万用表一个,示波器一台。

【实验原理】

为保证 X 射线输出量的准确性,获得清晰的图像,必须对管电压、管电流、曝光时间进行控制(综合实验箱原理图如图 2-8、图 2-9 所示)。

1. 曝光控制　曝光控制主要控制的是曝光时间,一般利用接触器、可控硅、IGBT、MOS 管等元器件,控制高压加到 X 射线管两端的时间来实现。接触器具有简单可靠

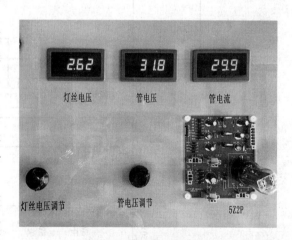

图 2-7　综合实验箱外观

的特点,也有曝光时间不精确的缺点。接触器控制是将接触器的常开触点,串接于高压初级电路中,并使接触器线圈受脚闸开关或手闸开关与限时器控制。当接触器线圈得电时,其常开触点闭合,接通高压初级电路。线圈失电时,常开触点断开,切断高压初级电路。

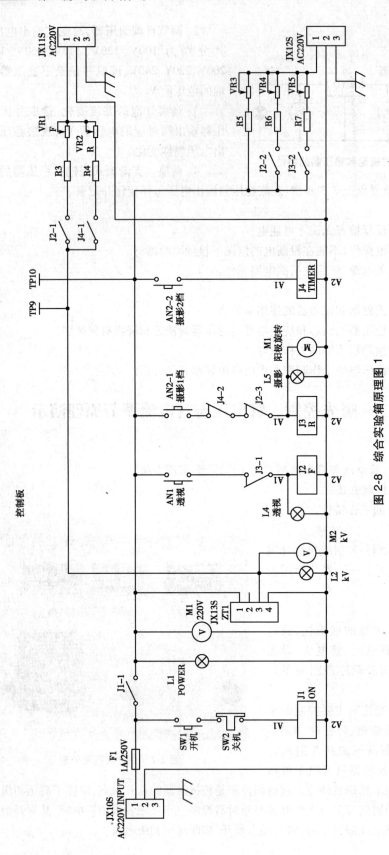

图 2-8 综合实验箱原理图 1

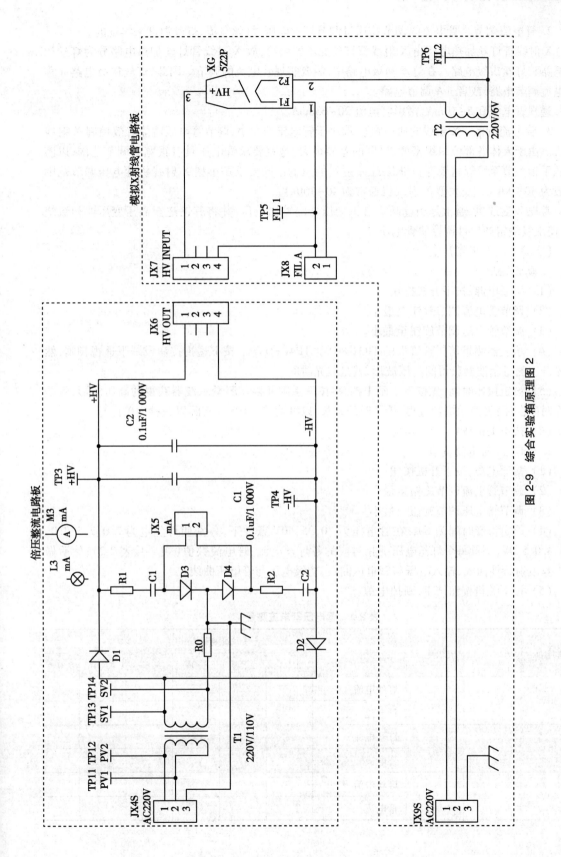

图 2-9 综合实验箱原理图 2

2. 管电流调节 管电流的调节是通过调节灯丝电压、灯丝电流、灯丝温度来实现的。

X 射线管灯丝加热电压由 X 射线管灯丝变压器供给,故 X 射线管灯丝加热电路分为灯丝初级电路和灯丝次级电路。在灯丝初级电路中,需要实现管电流的调节。因此,灯丝初级电路亦称管电流调节电路,或者 mA 调节电路。

透视管电流 0.5~10mA,摄影管电流 20~630mA。

3. 管电流调节 X 射线的质(硬度)取决于管电压的大小,调节管电压就能有效控制 X 射线的质。由于人体各部位组织密度、厚度的差异很大,这就要求管电压具有很宽的调节范围,以满足从手指关节至腹部盆腔等各部位对 X 射线的质的不同要求。小型 X 射线机管电压调节范围一般为 40~90kV,中、大型 X 射线机通常为 40~150kV。

常规 X 射线机,通常是通过调节自耦变压器的输出电压,并将其馈送至高压变压器初级绕组,使次级绕组产生可调控的管电压。

【实验方法及步骤】

1. 曝光控制

(1) 接通电源,按下开机按钮。

(2) 调节管电流调节旋钮至最小。

(3) 调节管电压调节旋钮至最小。

(4) 示波器测量倍压整流板的 TP3(+HV)、TP4(-HV)。按下透视按钮或踩下透视脚闸,然后松开。测量示波器获得的高压波形,就是曝光时间。

(5) 设定摄影时间,先按下手闸Ⅰ挡,再按下手闸Ⅱ挡。测量示波器获得的高压波形,就是曝光时间。注:为演示摄影过程,摄影时间延长,以秒为单位设计(实际以毫秒为单位)。

(6) 按下关机按钮,断开电源。

2. 管电压/管电流调节

(1) 接通电源,按下开机按钮。

(2) 调节管电流调节旋钮至最小。

(3) 调节管电压调节旋钮至最小。

(4) 设定摄影时间为 60s,在管电压为 30、35、40V 条件下,分别使灯丝电为 2.0、2.5、3.0、3.5、4.0、5.0V,测量每个灯丝电压下相对应的各灯丝电流、管电流数值(表 2-1、表 2-2);然后做出灯丝发射特性曲线,输入电压与管电压曲线,初级电压与管电压曲线。

(5) 按下关机按钮结束,断掉电源。

表 2-1 管电压管电流测量

管电压	初级电压	次级电压		灯丝电压					
				2.0V	2.5V	3.0V	3.5V	4.0V	5.0V
30V			灯丝电流						
			管电流						
35V			灯丝电流						
			管电流						
40V			灯丝电流						
			管电流						

表 2-2 测量点示意

序号	项目	测量点	备注
1	管电压	TP3/TP4	
2	初级电压	TP11/TP12	
3	次级电压	TP13/TP14	
4	灯丝电流	JX8	
5	管电流	JX5	
6	电源电压	M1	
7	灯丝电流	TP5/TP6	

【注意事项】

1. 管电压/管电流调节器在通电实验前要调到零位。

2. 通电实验过程中,模拟 X 线管灯丝不能长时间发亮,否则容易损坏管子。

3. 在调试过程中,数字 mA 表不能显示为"1",这意味着已超出量程。

4. 电路中由于电容的存在,注意电容的放电,不然会影响实验结果。

5. 万用表测量电压时,要随时注意交流和直流挡位的转换。测量直流电压时,注意表笔的测量极性。

6. 使用示波器时,注意量程及时基的切换。

【思考题】

1. 曝光控制有哪些实现方式?

2. 请说出灯丝电流、管电流之间的关系。

实验十三 晶体管限时器的制作

【实验目的】

1. 掌握限时器的工作原理。

2. 熟悉晶体管限时器的安装和调试。

3. 了解不同型号的继电器、晶体管。

【实验器材】

每实验小组配备器材:印刷电路板(或自制)1 块,25~45W 电烙铁 1 把及电工工具 1 套,万用表 1 个,示波器 1 台,低压电源 1 台,多掷单刀开关、电源开关各 1 个,继电器 RY_1、RY_2、RY_3 各 1 个,晶体管 BT35A(UJT)、3CT1KF(SCR)、2CW 型稳压管各 1 个,二极管(D_1、D_2)2 个,桥式整流块(12V)1 个,电阻 R_1 为 10Ω、R_2 为 1kΩ、R_3 为 10kΩ、R_4 为 200Ω、限时电阻 0.1、0.5、1、10kΩ 各一个,电解电容 $C_1 = 100\mu F(25V)$。

【实验方法及步骤】

1. 元件焊接前先应检查各元件质量。如电阻器的阻值、电容器质量的好坏、二极管的质量好坏和正、反向电阻等。

2. 按照电路图 2-10 在电路板上焊接元件。焊接结束后应认真核对,由指导教师检查无误后才可通电。

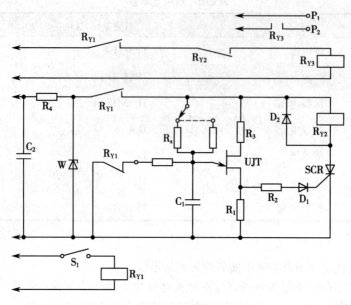

图 2-10　晶体管限时器的基本电路

3. 进行通电实验。若通电时发生故障,应立即切断电源。

4. 用电秒表或示波器测定曝光时间,通过改变限时电阻 R 的挡位来改变曝光时间,并记录限时时间。

【注意事项】

1. 连接好后应反复检查接线是否正确。

2. 实验过程中,注意安全,防止触电。

3. 焊接时应注意避免虚焊。

【思考题】

1. X 线机曝光时间的长短主要由什么元件决定?

2. 怎样利用万用表判断二极管、电容器质量的好坏?

实验十四　X 线机机械辅助装置的认识

【实验目的】

1. 掌握 X 线机机械辅助装置的结构及功能。

2. 熟悉 X 线机机械辅助装置的操作。

3. 了解 X 线机机械辅助装置的类型。

【实验器材】

F30-ⅡF 型 X 线机,F78-Ⅱ型 X 线机。

【实验方法及步骤】

根据实验室机器条件,将学生分为若干组,由教师、技师分组对下列内容进行介绍、示教。

1. 认识 F30-ⅡF 型 X 线机的电动诊视床、荧光屏透视装置、点片装置;演示透视、摄影时各装置的切换方法;讲述操作注意事项。

2. 认识 F78-Ⅱ型 X 线机摄影床、天地轨立柱式管头支持装置、胸片架、立位滤线器摄影台;认识电动诊视床、X-TV 系统、点片装置;演示这些装置的功能,并讲述操作注意事项。

3. 在两种 X 线机机房,完成下列实训内容。

(1) 管头支持装置的认识:包括立柱、横臂、滑架、平衡装置,并讲解、演示这些部件的功能。

(2) 遮线器的认识:①结构;②功能;③照射野的调节。

(3) 滤线器的认识:①结构;②功能;③使用注意事项。

(4) 摄影床的认识:①结构;②功能;③操作示教。

(5) 诊视床的认识:①结构;②功能;③操作示教。

(6) 点片装置的认识:①结构;②功能;③操作示教。

【注意事项】

1. 根据学生数量分组,原则上机房内每次不超过 20 人。

2. 学生实验时需遵守实验纪律,未经允许不可进行操作。

【思考题】

1. 操作各种机械辅助装置时应注意哪些事项?

2. 叙述遮线器和滤线器的功能。

3. 滤线栅有哪些主要参数?

实验十五 X 线机辅助装置的故障检修

【实验目的】

1. 掌握 X 线机机械辅助装置的结构及功能。

2. 熟悉 X 线机机械辅助装置的常见故障的维修。

3. 了解 X 线机机械辅助装置的常见故障。

【实验器材】

F-78Ⅱ型 X 线机。

【实验方法及步骤】

根据实验室机器条件,将学生分为若干组,由教师、技师分组对下列内容进行讲解、示教。

一、电动诊视床的故障及检修

(一)驱动电机的故障

1. 电机引线开路 对于单相电机可先检查其引线是否开路,若无,再用万用表欧档检查其剖相电容;对三相电机可先检查电源保险是否有熔断现象,再检查电源接触器接触是否良好以及引线有无松脱现象。

2. 剖相电容的故障 当剖相电容击穿、短路或开路时,电机无法启动,只能听到低沉的翁鸣声,此时应及时切断电源,避免电机定子线圈发热而烧毁。

3. 三相电机的外部电源相序发生改变 这样电机的运动方向就会发生改变,这时它所驱动的床身、床面运动方向会与控制方向相反,此时应立即停机,调换两根电源引线以保证电机运动方向正常。

(二)限位开关故障

1. 受压弹簧片变形、弹力减弱 一般可能因限位开关位置调整不当,致使弹簧片长期受压过度造成严重变形,压不开接点,切不断电源,失去限位作用。此时应立即停机,进行修复或更换。

2. 限位开关移位　在长期的碰撞压合中,可能使固定限位开关的螺丝松动,使限位开关位置不正或移位,导致限位不准,甚至导致床翻倒,应及时调整。

(三) 光电耦合器的故障

如果诊视床的位置传感器是光电耦合器,当光电耦合器的发光管上面若有灰尘就会使光电耦合器失灵,使床身不能运动,故应及时清除灰尘;当光电传感器的接收管与发光管位置不对应时,也需要进行及时调整。

二、弹簧减幅振动式活动滤线器的故障及检修

(一) 机械故障

弹簧片移位和衔铁的位置不正,这是由于长期使用过程中的机械振动使四根弹簧片和衔铁的固定螺丝松动造成的。弹簧片移位后四根弹簧振动时会失去协调性,并相互牵制,使滤线栅的运动很快停止;衔铁偏离原位可能会增大摩擦甚至吸合不上,使滤线栅振动受阻,滤线栅振动时间缩短,甚至无法振动。

出现以上故障会导致 X 线胶片上出现暗条阴影,故应调整好四根弹簧片和衔铁的位置并加以固定。

(二) 电路故障

1. 二极管击穿　当晶体二极管击穿后会造成控制电路的保险烧断,使机器不能曝光。如能曝光,但由于振动线圈不能工作,滤线栅无动作,曝光时会有暗条黑影产生。若是采用半波整流的 X 线机,其振动线圈将因为工作电流不足而不动作。

2. 二极管开路　二极管开路后滤线栅不动作,有时 X 线机不能曝光,有时虽能曝光,但胶片上会产生暗条黑影。

3. 电磁铁线圈烧毁　振动继电器的线圈一旦通电时间过长,线圈就会发热烧毁,其结果也是滤线栅不动,若曝光,胶片上会产生暗条黑影。

4. 接点故障　振动继电器接点接触不良时,会使曝光无法进行。而接点粘连则可能造成滤线栅不动,若曝光,胶片上会产生暗条黑影。

三、胃肠摄影装置的故障及检修

(一) 开关故障

胃肠摄影装置上的开关主要有电磁制动开关、透视-胃肠摄影切换开关等。这些开关经常因为弹簧片移动、变形卡死及弹簧弹力减弱,可能造成压而不合、松而不断或压而不断、松而不合等故障。故障发生后,会造成不能切换,或切换后不能曝光,胶片走位不对,跳片及电磁闸失灵等故障。

开关变形、弹簧片移位、卡死等可调整复位,弹簧片折断或弹力减弱则需要更换。

(二) 电磁铁的故障

1. 制动电磁铁故障　制动电磁铁常见的故障是线圈开路和接地不良,这些故障都使电磁铁线圈不能得电,造成制动失灵。

2. 定位电磁铁故障　常见的故障是线圈开路和定位销卡死或定位销复位弹簧损坏。故障发生后,定位失灵,造成拍片重叠。

检修时卸下电磁铁,若线圈接头处开路,需重新焊;若断在线圈内部,则需要重新绕制;若属于弹簧损坏或定位销卡死,则需要更换弹簧或让定位销灵活。

【注意事项】

1. 根据学生数量分组,原则上机房内每次不超过 20 人。

2. 学生实验时需遵守实验纪律,未经允许不可进行操作。

【思考题】

1. 电动诊视床的驱动电机常见故障有哪些?怎样检修?

2. 怎样检修电动诊视床限位开关的故障?

3. 活动滤线器的常见故障有哪些?怎样检修?

4. 胃肠摄影装置的常见故障有哪些?怎样检修?

实验十六 电源电路的连接与测试

【实验目的】

1. 掌握电源电路的结构及工作原理,自锁电路的连接方法及意义。

2. 熟悉电源电路发生故障的判定依据和检查故障的一般程序。

3. 了解电源电路故障分析和检查。

【实验器材】

每实验小组配备器材:自耦变压器 1 个,CJO-10 交流接触器(220V)1 个,"通""断"按钮各 1 个,熔断器(220V、5A)2 个,指示灯泡及灯座 1 套,交流电压表(300V 量程)1 个,万用表一个,导线若干,常用电工工具等(也可用电源电路实验箱)。

【实验方法及步骤】

1. 按实验图 2-11 连接电路

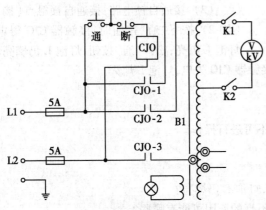

图 2-11 电源电路连接图

(1) 接触器线圈 CJO 的工作电路。

(2) 接触器线圈 CJO 的自锁电路。

(3) 自耦变压器的得电电路。

(4) 电源指示灯电路。

(5) 电源电压表指示电路。

2. 电源电路通电实验

(1) 没有自锁电路:即将自锁电路断路时,按下"通"按钮,接触器 CJO 工作,松开"通"按钮,接触器断电。

(2) 有自锁电路:即接通自锁电路,按下"通"按钮时,接触器 CJO 工作;松开"通"按钮,接触器 CJO 仍工作,电压表应有指示。调电源电压调节碳轮,电源电压表指数有变化。

(3) 关机的工作过程:按下"断"按钮时,接触器 CJO 失电,自耦变压器得电电路被切断,指示灯关闭,电压表无指示。

【注意事项】

1. 仔细连线,认真复查,确保用电安全。

2. 学生实验时需遵守实验纪律,未经允许不可进行操作。

【思考题】

1. 请叙述电源电路的主要结构及功能。

2. 自锁电路有什么作用?

实验十七 模拟电源电路的连接与测试

【实验目的】

1. 掌握电源电路的结构及工作原理。

2. 熟悉自锁电路的工作原理。

3. 了解电源电路简单的故障并且能够排除。

【实验器材】

每实验小组配备器材:空气保护开关一个,自耦变压器1台,CJO-10交流接触器(220V)1个,"通""断"按钮开关各1个,普通灯泡一个,导线若干,常用电工工具等。

【实验方法及步骤】

1. 按实验图 2-12 连接电路。

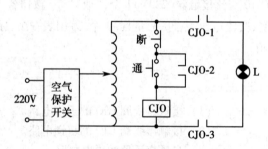

图 2-12 模拟电源电路连接与测试图

2. 经教师检查连接无误后,进行电源电路通电实验。

(1)断开自锁电路:将自锁电路得电电路断路时(断开 CJO-2),按下"通"按钮,接触器 CJO 得电,灯泡 L 燃亮;松开"通"按钮,接触器断电,灯泡 L 熄灭。

(2)接通自锁电路:接通自锁触点(接上 CJO-2),按下"通"按钮时,接触器 CJO 得电,灯泡 L 燃亮;松开"通"按钮,灯泡 L 仍燃亮。

(3)关机的工作过程:按下"断"按钮时,接触器 CJO 失电,灯泡 L 熄灭。

【注意事项】

1. 仔细连线,认真复查,确保用电安全。

2. 学生实验时需遵守实验纪律,未经允许不可进行操作。

【思考题】

1. 说出电源电路的作用。

2. 为什么接通自锁电路后,松开"通"按钮,灯泡 L 仍燃亮?

3. 请分析如果当接触器得电吸合后,灯泡不亮的原因可能有哪些?

实验十八 小型 X 线机电路结构识别

【实验目的】

1. 掌握小型 X 线机的结构。

2. 熟悉小型 X 线机控制台内部结构。

3. 了解小型 X 线机的操作。

【实验器材】

每实验小组配备器材:30mA 或 50mA X 线机 1 台,常用电工工具 1 套。

【实验方法及步骤】

根据实验室条件,将学生分为若干组,在教师及技师对下列内容进行介绍、示教后,由学生分组实验。

1. 观察并识别控制台台面各按钮、开关、旋钮、仪表,把它们与整机电路图中电路符号一一对应,熟悉它们的功能。

2. 切断电源,卸去控制台前后护板,在控制台内部找出:电源调节器,千伏调节器,透视、摄影毫安调节电阻,透视、摄影高压接触器,继电器,逆电压衰减装置等元部件。

3. 卸去组合机头与控制台的连接线,学生轮流进行开机,电源检查与调节,调节透视 mA、kV,调节摄影 mA、kV、s,透视、摄影曝光操作练习。若有简易胃肠摄影装置,可作胃肠摄影操作练习。

4. 以上实验操作完毕,接上控制台、组合机头之间连接线,进行透视和摄影操作,观察控制台上各仪表的指示情况。

5. 实验完毕,切断电源,将控制台前后护板上好。

【注意事项】

1. 实验前,每个同学都必须认真阅读机器操作使用说明书。实验过程中,应严格遵守操作规程。

2. 熟知该机容量规格,进行负载操作练习时,严禁过载使用。注意曝光间隔时间,不能让 X 线机长时间工作。

3. 注意 X 线防护,确保人和机器安全。

【思考题】

1. 组合机头一定就属于小型机吗?

2. 小型机的特点有哪些?

实验十九　中型 X 线机电路结构识别

【实验目的】

1. 掌握中型 X 线机的内部结构。

2. 熟悉中型 X 线机整机的使用。

3. 了解中型机常见故障。

【实验器材】

每实验小组配备器材:200mA 或 300mA X 线机 1 台,220V、100W 白炽灯泡 2 个,常用电工工具 1 套。

【实验方法及步骤】

根据实验室条件,将学生分为若干组,在教师及技师对下列内容进行介绍、示教后,由学生分组实验。

1. 观察并识别控制台面板上各按键、旋钮、仪表,把它们与整机线路图中相应元部件——对应,熟悉它们的功能。

2. 切断电源,卸去控制台四周的护板。查找千伏补偿调节电阻、毫安调节电阻、电源接触器、透视高压接触器、摄影高压接触器、防突波电阻、胃肠摄影准备继电器、胃肠摄影继电器、容量保护调节电阻和限时器等部件。

3. 卸去高压初级连线,将两只220V、100W灯泡串联后,接入高压初级(作为假负载)。学生轮流进行透视、普通摄影、滤线器摄影、胃肠摄影的空载操作练习。

4. 接上高压初级连线,进行透视和各种摄影的负载操作练习,同时注意倾听旋转阳极启动的声音,并观察控制台面上各仪表的指示情况。

5. 实验完毕,切断电源,装好控制台四周护板。

【注意事项】

1. 实验前,每个同学都必须认真阅读机器操作使用说明书。实验过程中,应严格遵守操作规程。

2. 熟知该机容量规格,进行负载操作练习时,严禁过载使用。注意曝光间隔时间,不能让X线机长时间工作。

3. 操作时要求动作准确、敏捷,并注意X线防护。

【思考题】

1. 中型机和小型机在结构上有哪些区别?

2. 中型机的结构有什么特点?

实验二十 大型常规X线机操作训练

【实验目的】

1. 掌握大型常规X线机的操作和使用方法。

2. 熟悉kV、mA、s的选择和调节方法。

3. 了解大型常规X线机的常见故障。

【实验器材】

每实验小组配备器材:XG-500型X线机1台,220V、100W白炽灯泡2个,电工工具1套。

【实验方法及步骤】

根据实验室条件,将学生分为若干组,在教师及技师指导下学生分组实验。

1. 预习XG-500型X线机的一般操作原则,熟悉其操作使用方法。

2. 拆掉高压变压器初级连线031、032,把高压发生器端的031、032短接后接地,将2个220V、100W灯泡串联后接031、032,以代替负载。

3. 接通机器电源,并调整电源电压。

4. 诊视床透视和胃肠摄影操作程序练习。

5. 普通摄影和滤线器摄影操作程序练习。

6. 速摄操作程序练习。

7. 练习结束后,关闭总电源,把灯泡拆掉,将高压初级电路恢复原状。

8. 装好控制台四周护板。

【注意事项】

1. 实验前,每个同学都必须认真阅读机器操作使用说明书。实验过程中,应严格遵守操作规程。

2. 开机后,首先必须按下透视按钮并选择某一毫安值,才能选择管电压,否则 kV 表上无指示。

3. 透视过程中可根据荧光屏亮度,调节管电流。但摄影过程中不允许调节任何调节旋钮。

4. 在实验过程中注意人、机安全。在负荷下使用时,应注意 X 线防护及曝光间隔。

【思考题】

1. 分辨控制台面上的按钮及各种符号的意义。

2. 摄影条件设定应按什么顺序设定三参量?

实验二十一　程控 X 线机的操作练习

【实验目的】

1. 掌握程控 X 线机的各种操作技术。

2. 熟悉程控 X 线机一般投照条件。

3. 了解程控 X 线机的常见故障。

【实验器材】

每实验小组配备器材:程控 X 线机一台。

【实验方法及步骤】

根据实验室条件,将学生分为若干组,在教师及技师对下列内容进行介绍、示教后,由学生分组实验。

1. 开机、关机　面板一般"Ⅰ"表示设备电源接通,"○"表示设备电源切断。

2. 透视

（1） 按下控制台上开机按键。

（2） 调节透视 kV 值和 mA 值。

（3） 按下透视键即可透视、松开透视键就可停止透视。

（4） 透视过程中可以根据荧光屏上的亮度,调节面板上的 kV 值和 mA 值,改变工作条件。

（5） 按下控制台上的 IBS 键,为自动亮度控制方式,按下透视键即可透视,透视 kV 由电视的亮度信号自动控制,此时透视 kV 旋钮失去作用。

注意:累积透视时间 4.5~5min 机器报警,按任一键可清除透视累积时间,当超过 5min 时自动停机。

3. 胃肠点片摄影

（1） 按下控制台上的开机按键。

（2） 在控制台上调整好透视条件。

（3） 在控制台上选定摄影 kV 值和曝光时间。

（4） 将暗盒置于暗盒夹内,根据选定的胶片,选野手柄置于相应分割位置,需要滤线栅时,将栅板送入即可。

（5） 透视过程中需要点片时,将暗盒夹向左拉至曝光位进行曝光。

（6）曝光结束后将暗盒夹退回原处,恢复透视状态。

注意:暗盒夹必须退回原位,否则容易损坏 X 线管的旋转阳极和点片电路。

（7）关机。

4. 普通摄影

（1）按下控制台的开机按键。

（2）在控制台面上选择普通摄影工作方式。

（3）安置被检者,选择摄影条件,做投照前的准备。

（4）按下手闸 I 档,控制台面上"ready"灯亮,灯丝升温。

（5）继续按下手闸 II 档进行曝光,同时蜂鸣器响,曝光指示灯亮,限时到切断高压,曝光结束。

注意:曝光过程中若出现长时间曝光,应释放手闸或关闭机器,否则会损坏电路及 X 线球管。

5. 滤线器摄影

（1）在控制台面上选择滤线器摄影。

（2）其他程序同普通摄影。

6. 立式摄影

（1）在控制台面上选择立式摄影。

（2）其他程序同普通摄影。

7. 摄影条件 kV-mA-s 存储

（1）按体型选择键选择体型(分胖、中、瘦三型)。

（2）选择体位(用体位增减键选择体位)。

（3）根据体位选择经常使用的摄影条件 kV-mA-s。

（4）按下存储键进行存储。

【注意事项】

1. 实验前,每个同学都必须认真阅读机器操作使用说明书。实验过程中,应严格遵守操作规程。

2. 在实验过程中注意人、机安全。在负荷下使用时注意 X 线防护及曝光间隔。

【思考题】

1. 分辨控制台面上的按钮及各种符号的意义。

2. 在操作程控机时应注意哪些事项?

实验二十二　高频 X 线机操作训练

【实验目的】

1. 掌握高频 X 线机的整体结构。

2. 熟悉高频 X 线机的操作与调试。

3. 了解变频的基本原理。

【实验器材】

每实验小组配备器材:高频 X 线机 1 台,电工工具一套。

【实验方法及步骤】

根据实验室条件,将学生分为若干组,在教师及技师对下列内容进行介绍、示教后,由学生分组实验。

1. 熟悉高频 X 线机计算机操作系统,说出各种参数的选取方法,能进行各种参数的选取。

2. 打开操作台,观察直流电源、主逆变器、灯丝加热系统、旋转阳极启动逆变器等单元电路板的结构。

3. 先进行模拟曝光操作练习,再进行负荷操作练习,观察各种参数变化情况。

【注意事项】

1. 操作使用之前学生必须认真阅读机器的操作使用方法,严格遵守操作规程。

2. 在实验过程中注意人、机安全。在负荷下使用时注意 X 线防护及曝光间隔。

3. 在进行 X 线机电路调试时,为防止主逆变器工作异常,禁止断开高压初级电路。

【思考题】

1. 简述高频 X 线机的结构组成。

2. 在操作高频 X 线机时应注意哪些事项?

3. 和工频 X 线机相比,高频 X 线机有哪些特点?

实验二十三　供电电源电阻和保护性接地电阻测量

【实验目的】

1. 掌握 X 线机电源电阻的测量方法。

2. 学会接地装置的埋设和接地电阻的测量。

【实验器材】

1. 250V 交流电压表 1 个,50A 交流电流表 1 个,5~10Ω 大功率电阻器(2kW 以上)1 个,闸刀开关 1 个,导线若干。

2. ZC-8 型接地电阻仪 1 台,电工工具 1 套。

【实验方法及步骤】

1. 电源电阻的测量步骤　测量电源电阻,采用降压测量法,如图 2-13 所示。R 为大功率电阻器,220V 时为 5~10Ω,380V 时为 10~15Ω,S 为闸刀开关。

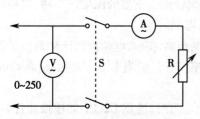

（1）测量原理为:S 闭合前电压表显示空载电压 U_0,S 闭合后电流表 A 指示值为 I_L,电压表 V 指示值为 U_L,根据公式计算出电源电阻 $R_M = (U_0 - U_L)/I_L$。

（2）重复（1）步骤,共测 5 次,记录每次测量数值,取平均值作为电源电阻的测量值。

2. 接地电阻的测量　如图 2-14 所示,接地电阻测量仪根据电位计的工作原理设计,当仪表发电机的摇把以

图 2-13　电源电阻的测量

120r/min 以上的速率转动时,便产生约 110~115Hz 的交流电流。仪表接线端钮 E(或 C2、P2)连接于接地电极 E′,另外两端 P 和 C(或 P1 和 C1)连接到相应的接地电位探测针 P′和接地电流探测针 C′,电位和电流探测针沿接地电极 E′按适当的距离插入土壤中。手摇发电机产生的交流 I_1 经电流互感器 C.T. 的一次绕组,接地电极 E′,大地和电流探测针 C′回到发电机,在电流互感器

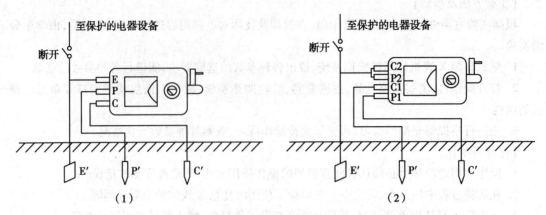

图 2-14 ZC-8 型接地电阻测量仪

二次绕组产生的 I_2 接于电位器 RS。当检流计指针偏转时,调节电位器 RS 的接触点 B 以使其达到平衡。在 E 和 P 之间的电位差与电位器 RS 的 0 和 B 之间的电位差是相等的。

如果刻度盘满刻度为 10,读数为 N,则

$$R_x = I_2 \cdot RS \cdot N/10I_1$$

(1) 用导线将实验箱上 E′、P′和 C′连接到仪表相应的端钮上。

(2) 将仪表放置于水平位置,检查检流计指针是否指示在中心线上,否则调整调零钮将其指示中心线。

(3) 将"倍率标度"置于最大倍数,慢慢转动发电机的摇把,同时转动"测量标度盘"使检流计指针指于中心线。

(4) 当检流计指针接近平衡时,加快发电机摇把的转速,使其达到 120r/min 以上,调整"测量标度盘"使指针指于中心线上。

(5) 如"测量标度盘"的读数<1 时,应将倍率标度开关置于较小的倍数,再重新调整"测量标度盘"以得到正确读数。

(6) 用"测量标度盘"的读数乘以倍率标度的倍数,即为所测量的接地电阻值。

(7) 共测量 5 次,记录每次测量数值,取平均值作为电源电阻的测量值。

【注意事项】

(1) 实地测量时,当检流计灵敏度过高时,可将电位探测针插入土壤的深度浅一些,当检流计灵敏度不够时,可沿电位探测针和电流探测针注水使土壤湿润。

(2) 实地测量时,当接地电极 E′和电流探测针 C′之间的距离>20m,电位探测针 P′的位置插在离开 E′和 C′之间的直线几米以外时,其测量的误差可忽略不计。但当 E′和 C′间的距离<20m 时,则应将电位探测针 P′插在 E′和 C′的直线中间。

(3) 当用 0~1~10~100Ω 规格的仪表测量<1Ω 的接地电阻时,应将 C2、P2 间连接片打开,分别用导线连接到被测接地体上,以消除测量时连接导线的电阻所附加的误差。

【思考题】

1. 我国规定 X 线机接地电阻应为多少欧姆?

2. 当接地电阻过大时,会产生什么后果,为什么?

3. X 线机的接地线能否直接连接到电源配电箱的接地端?

实验二十四　诊断 X 线机维护保养训练

【实验目的】
1. 掌握正确使用和维护 X 线机方法。
2. 熟悉 X 线机定期检查方法。
【实验器材】
每实验小组配备器材:200mA 或 300mA X 线机 1 台,万用表 1 个,电工工具 1 套。
【实验方法及步骤】

一、使用原则

1. X 线机的操作人员,必须是经过培训,具有一定专业知识,并熟悉机器结构性能的专业技术人员。

2. X 线机种类很多,根据所使用的 X 线机结构特性,操作者必须严格遵守使用说明中所规定的操作规程,谨慎、熟练、正确地操作机器,切不可随心所欲,草率从事。

3. 每日开机后,应根据机房的温度和机器的结构特点,给予适当的预热时间,以防在室温较低且机器预热不充分的情况下,突然进行大容量的曝光,以免损坏 X 线管。

4. 曝光时应注意观察控制台上各指示参数的变化,密切注意各电器部件的工作情况,便于及时发现故障。

5. 摄影过程中,不得调节或切换任何旋钮、按键和开关。应注意曝光间歇,禁止超容量使用,并应尽量避免不必要的曝光。

二、操作规程

操作规程是为保证 X 线机的正常工作,根据 X 线机的结构特点而编排的一整套操作程序。由于 X 线机结构的差异,操作规程也不尽相同,每台 X 线机都有其自身的结构特点及使用范围,也有其相应的操作规程。只有严格遵守操作规程,才能保证 X 线机的正常使用,对于"三钮"制 X 线机来说,其基本操作规程如下:

1. 开机前,先首先检查控制台面板上各指示、仪表、调节器、开关等是否处于正常位置。

2. 合上墙闸并接通机器电源,调节电源电压使之指示标准位置,而后进行机器预热。

3. 根据诊断需要,进行技术选择,如台次选择、摄影方式选择、透视或摄影条件的选择、自动曝光选择、参数摄影选择等。在选择摄影条件时,应先确定管电流,再选择管电压。

4. 在进行透视或摄影曝光时,操纵脚闸或手闸时动作要迅速,用力要均衡适当。

5. 机器使用完毕后,应先关闭机器电源,再将各调节器置于最低位置,最后拉下墙闸。

三、日常保养

1. 保持机房干燥　X 线机中有机械、电子、光学等多种器件,当其受潮后,轻者造成电路参数改变或机械部件活动不灵,重者则会使电气元件发生霉变而烧坏机器,甚至由于绝缘强度降低造成电击等事故。所以,保持机房的干燥,不仅是为了保证机器的正常运转,也是安全措施之一,必须高度重视。

要保持机房干燥,首先要有良好的通风条件,每天要定时开窗通风或用换气扇通风;此外还应注意,在清扫机房时,应尽量不用水或少用水,擦拭机器不用湿布,阴雨天关闭窗户等。如发现机器受潮,应对其作干燥处理后,才可开机。

2. 做好清洁卫生 保持机器清洁,防止尘土侵入机器内部,是保证机器正常运转的重要措施。尘土会使某些电气元件接触不良,还可造成电路短路,影响机器的正常工作,甚至损坏机器。清洁外部尘土时,最好用吸尘器;而机器内部的尘土,最好用吸尘器和细毛刷清理,绝不能用湿布擦抹。有些部件可以用布罩套盖,以达到更好的防尘效果。

3. 谨慎操作 操作机器不应动作粗暴,要避免强烈震动,特别是对于影像增强器、CRT 显示器、数码显示屏、管头支持装置和荧光屏架等,需要移动时应做到谨慎小心。

4. 注意安全检查 X 线机在使用过程中,由于器件的使用寿命和某些客观原因,总会产生一些不安全因素,只要随时注意检查,就可防患于未然,避免重大事故的发生。

日常检查的重点是:操作键、设备仪表及指示灯的指示情况,图像有无抖动,显示参数是否正常,接地是否良好、X 线管管套有无漏油、管头温升是否过快、机器运转是否正常、钢丝绳有无断股、控制台各旋钮是否错位,是否有异常的声音或异味等。一旦发现异常,应立即切断机器电源,进行修复或更换。

5. 防范计算机病毒 计算机正越来越多地应用于 X 线机中,计算机病毒的蔓延对其正常使用造成了很大影响,要禁止外来软件的进入,平时做好重要软件、文件的备份,给计算机安装杀毒软件并注意及时升级等。

6. 观察电源情况 大多数 X 线机对供电电源的电压波动范围及频率都有严格、明确的要求,当电源不能满足条件时,有些 X 线机甚至不能开机。因此务必严格按要求供电,必要时可以添加交流稳压电源。当电源条件不能满足时,应当切断电源,待电源稳定后再开机,强行开机会损坏电气元件,缩短机器的使用寿命。

四、主要部件的保养

1. 机械部件的保养

(1) 应经常检查诊视床、立柱、天轨以及滤线器等活动部分轴承的灵活度,观察其有无摩擦过大的现象,并经常在轴承轨道上涂以润滑油,以减少摩擦和磨损。

(2) 为防止部件的电镀部分生锈,应经常用油布擦拭,避免火烤、碰撞喷漆或烤漆部分,以免漆皮脱落。

(3) 应经常检查吊挂用的钢丝,看是否有因磨损出现的"断股"现象,若有,应立即更换以确保安全。

(4) 应经常检查电动诊视床的各限位开关,特别要注意垂直及负角的限位,以免床运行时发生意外。

(5) 应经常检查各部件间的紧固件,如螺丝、螺母、销钉等是否有松动或脱落现象,及时加以紧固。

2. 控制台的保养

(1) 控制台应置于空气流通、整洁干燥且无高温及日光曝晒之处。

(2) 工作中应注意电源电压、kV、mA(或 mAs)的指示数值是否正常,有无偏高、偏低、抖动、急冲等现象,如有,应立即停机检查,排除故障。

(3) 应定期打开控制台,对内部进行检查除尘。检查的主要内容有:继电器接点有无氧化、烧熔、弯曲变形及接触不良等现象。连接导线有无松动、断开、移位。接插件接触是否紧密。元器件有无异常或老化现象。调节电阻的活动卡子或触头有无松脱等。自耦变压器碳轮滑动轨迹上有无碳粉。如有上述情况,应立即进行处理。对于自耦变压器碳轮滑动轨迹上的碳粉,也应及时用橡皮擦净,因为碳粉一方面会增加碳轮与导线间的接触电阻,影响摄影质量,另一方面还可能造成自耦变压器由于匝间短路而烧毁。

(4) 应经常检查控制台的接地是否良好,如果地线电阻增大,应立即进行处理。

(5) 爱惜控制台面板,特别是对液晶显示屏幕或数码显示屏,触摸式按键要轻轻按下。

3. 高压发生器及 X 线管头的保养

(1) 不要随意打开高压发生器及 X 线管头,以防绝缘油吸潮或落入灰尘后降低其绝缘强度。

(2) 曝光时应经常注意高压发生器或球管内是否有不正常的声音,如有异样的声音应立即停止使用,进行检修。

(3) 高压插座内,要定期更换凡士林或硅脂,一般情况下凡士林半年更换一次,硅脂一年更换一次,以防凡士林或硅脂固化使高压插座内出现气隙而造成放电。更换时,需将原填充物清除干净,并用乙醚或四氯化碳擦拭高压插头和插座,再涂抹脱水凡士林或硅脂。

(4) 定期检查高压发生器和 X 线管头外壳的接地情况,应始终保证其接地良好。

(5) 如不是木板地面,最好将高压发生器置于木制底座上,以便防潮防锈。

(6) X 线管头应避免剧烈振动,以免损坏里面的 X 线管。

(7) X 线管头内要保持足量的绝缘油,定期观察 X 线出射窗口,发现气泡立即排出,发现渗油、漏油立即处理。

(8) 要经常通过窗口观察 X 线管灯丝焦点是否在窗口的中心,否则会影响摄影、透视或治疗的效果,必要时可将 X 线管头打开,把球管焦点的位置修正过来。

(9) X 线机在连续工作中要有必要的休息和冷却时间,管套表面温度不宜超过 50~60℃。

(10) 在高压发生时若有放电声音,应立即停止使用,经处理后再用。

4. 高压电缆的保养

(1) 高压电缆应保持清洁,切忌受潮、受热、受压和过度弯曲。受潮会使水分渗入内部而降低绝缘强度,可能造成击穿;受热易使其吸收水分而膨胀变形;受压和过度弯曲则可能导致电缆受损。一般而言,电缆的弯曲半径应大于 30cm,否则,一方面易使芯线折断,另一方面由于弯曲处芯线与金属网间形成的电荷相对集中而容易被击穿。

(2) 要避免变压器油浸蚀电缆,因为变压器油对橡胶有较强的腐蚀作用。

(3) 因 X 线管管套是通过高压电缆的金属屏蔽网接地,所以应经常检查电缆两端的插头固定环是否拧紧,若有吱吱的静电放电声,应首先检查此处。

【注意事项】

1. 对于 X 线机操作中出现的问题和检修情况作好详细记录,以备后查。

2. 定期保养后,应对 X 线机进行通电试验,确保正常方可使用。

3. 保养过程中必须注意电源的管制。

【思考题】

1. X 线机日常维护时为什么首先要清洁机器?

2. 接触器(继电器)触点表面严重凹凸不平会使机器产生什么故障?

实验二十五 灯丝电路的连接与测试

【实验目的】

1. 掌握 X 线管灯丝初、次级电路的结构和工作原理。

2. 熟悉灯丝电路发生故障的判定依据和检查故障的一般程序。

3. 了解 X 线管灯丝电路有哪些常见故障。

【实验器材】

X 线机 1 台,谐振式磁饱和稳压器 1 个,空间电荷抵偿变压器 1 个,200mAX 线管大、小焦点灯丝加热变压器 1 个,X 线管 1 个,5A 熔断器 2 个,交流接触器(220V)1 个,C-150 型 300Ω 电阻 1 个,RXQ-50-1 000Ω 电阻 1 个,RXQ-100T-300Ω 电阻 1 个,510Ω 电阻 1 个,万用表 1 个,手开关 1 个,导线若干,常用电工工具 1 套(也可用灯丝电路实验箱)。

【实验方法及步骤】

1. 熟悉 X 线管灯丝电路图。

2. 按实验图 2-15 连接以下电路。

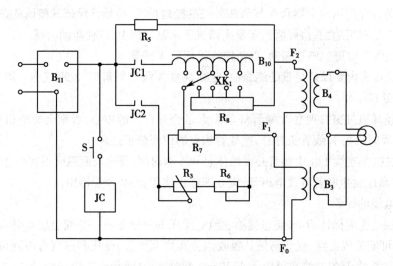

图 2-15 X 线管灯丝电路连接示意图

(1)X 线管小焦点灯丝初级电路。

(2)X 线管大焦点灯丝初级电路。

(3)空间电荷抵偿变压器 B_{10} 及转换开关 XK_1。

(4)X 线管灯丝次级电路。

(5)接触器 JC 线圈的得电电路及手开关 S。

3. 通电实验

(1)接通电源,X 线管小焦点应亮。调节 R_6,改变灯丝亮度。

(2)小焦点灯丝加热的同时,大焦点灯丝微亮。

(3)按下开关 S,接触器 JC 得电时,小焦点熄灭,大焦点增温,改变毫安选择器 XK_1,大焦点灯丝亮度改变。

（4）松开开关 S,接触器 JC 线圈失电后,小焦点灯丝重新燃亮,大焦点灯丝处于预热状态。

4. 测量相关数据,并记录在表 2-3 中。

表 2-3　X 线管灯丝电压测试表

电压		小焦点/V	大焦点预热/V	大焦点/V
空载	初级			
	次级			
负荷	初级			
	次级			

【注意事项】

1. 电路连接完毕需老师检查无误后,才可以通电,实验过程中注意用电安全。

2. 必须按照电路设计的要求去配置电路元件,否则将烧坏 X 线管的灯丝。

3. X 线管灯丝加热前,必须先判定大、小焦点,然后再连接 X 线管的灯丝,不可直接连接,以防损坏 X 线管灯丝。测量其空载电压时,要求准确可靠,且不可超过额定的数值。

4. XD_4-2·9/100 型 X 线管小焦点灯丝加热电压最大约为 5.5V,大焦点灯丝加热电压最大约为 9.5V。

5. 应先拆下高压初级再测量灯丝电压,注意安全。

【思考题】

1. 请说出灯丝电路是怎样实现稳定管电流的?

2. 怎样调节灯丝加热电压?

3. 如果灯丝加热电路中不设置空间电荷补偿器,将会产生什么后果?

实验二十六　高压初级电路的连接与测试

【实验目的】

1. 掌握高压初级电路的结构及工作原理。

2. 熟悉千伏预示和千伏补偿方法。

3. 了解防突波的具体方法。

【实验器材】

自耦变压器 1 个,熔断器 1 个,交流接触器(220V) 1 个,R_1 为 RXYC-25T 型电阻 3Ω,R_2、R_3、R_4 为 1kΩ RXYC-10T 型电阻,R_5 为 1.2kΩ 电阻,组合按钮开关 1 个,毫安调节器式转换开关 1 个,电压表(V/kV) 1 个,万用表 1 个,220V 灯泡 1 个,导线若干,常用电工工具 1 套(也可用高压初级电路实验箱)。

【实验方法及步骤】

1. 按图 2-16 连接以下电路。

（1）高压变压器初级电路。

（2）电源电压表和千伏表指示电路。

（3）千伏补偿电路。

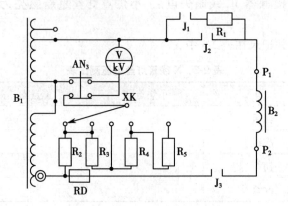

图 2-16 高压初级电路连接图

2. 验证实验

（1）验证高压变压器的初级电路,高压变压器初级绕组 B_2 可用两个普通灯泡串联代替。用绝缘棒压迫接触器,使其触点接通,可见灯泡先暗后增亮,则接触器主、副触点正常工作。

（2）按下按钮 AN_3,接通电源后,电压表（V/kV）指示电源电压,松开按钮 AN_3 后则预示千伏值。

（3）当调节开关 XK 时,以 R_2、R_3、R_4、R_5 的顺序调节,千伏表指示应逐档降低。

3. 测量数据

（1）分别测量接触器主、副触点接触时灯泡两端的电压。

（2）当 XK 分别与 R_2、R_3、R_4、R_5 各点接触时,测量电压表两端电压并记录,并与 P_1、P_2 两端电压相对比。

【注意事项】

1. 电路连接完毕需老师检查无误后,才可以通电,实验过程中注意用电安全。

2. 将高压初级连接线断开,短接对地,用两个 100W、220V 灯泡串联作假负载,以保证安全。

【思考题】

1. 在电路图 2-16 中电阻 R_1 的作用是什么?

2. 为什么高压初级电路中千伏表只能预示管电压?

实验二十七　单相全波整流电路的工作特性

【实验目的】

1. 掌握单相全波整流电路的工作特性。

2. 熟悉 X 线管的工作特性。

3. 了解单相全波整流电路的常见故障与检修方法。

【实验器材】

X 线管一支,自耦变压器（输入 220V,输出 0～250V）二个,变压器（初级 220V,两个次级绕组分别输出 110V）一个,灯丝变压器（初级 220V,次级 6V）一个,整流电路板一块,万用表一个,直流电流表（100mA）一个,示波器一台（也可用单相全波整流电路实验箱）。

【实验方法及步骤】

1. 按电路图 2-17 接线。

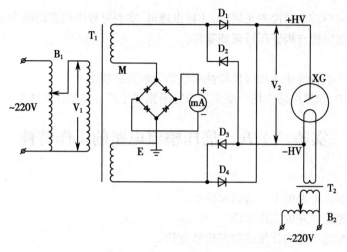

图 2-17　单相全波整流电路

2. 通电　首先把自耦变压器调到零位,然后通电。

（1）给自耦变压器 B_2 输入 220V 电压,通过调整 B_2 旋钮,改变灯丝变压器 T_2 次级电压大小。

（2）给自耦变压器 B_1 输入 220V 电压,通过调整 B_1 旋钮,改变主变压器 T_1 的次级电压,即改变管电压大小。

（3）先调灯丝电压,后调管电压,并随时观察 mA 表的变化。

3. 数据测量

（1）按表 2-4 测量数据,在管电压 V_2 为 20、40V 两种条件下,分别使灯丝电压 U_f 为 1.0、1.5、2.0、2.5、3、3.5V 时,测量管电流 I_a 数值,并根据测量数据做出灯丝发射特性曲线(I_a-U_f)。

表 2-4　灯丝发射特性测试表

管电压	不同灯丝电压下的管电流 I_a(mA)					
	1.0V	1.5V	2.0V	2.5V	3.0V	3.5V
V_2 = 20V						
V_2 = 40V						

（2）按表 2-5 测量数据,在灯丝电压 U_f = 1.5V 时,调整管电压 V_2 分别为 10、15、20、25、30、35V 时,测量管电流 I_a 数值,并根据所测数据做出阳极特性曲线(I_a-V_2)。

表 2-5　阳极特性测试表

灯丝电压	不同管电压下的管电流 I_a(mA)					
	10V	15V	20V	25V	30V	35V
U_f = 1.5V						

4. 用示波器观察管电压 V_2 波形($V_2 = 20V$)。

5. 断开 $D_1 \sim D_4$ 中任一个整流二极管,用示波器观察管电压波形。

【注意事项】

1. 电路连接完毕需老师检查无误后,才可以通电,实验过程中注意用电安全。

2. 通电实验前应把自耦变压器调到零位。

【思考题】

1. 做出灯丝发射特性曲线和阳极特性曲线并分析其特性。

2. 在此实验中,如果电路中任一整流二极管断路或短路会发生什么现象?

实验二十八　倍压整流电路的工作特性

【实验目的】

1. 掌握倍压整流电路的工作状态和特性。

2. 熟悉倍压整流电路的工作原理。

3. 了解倍压整流电路的常见故障与检修方法。

【实验器材】

自耦变压器(输入 220V、输出 0～250V)二个,T_1 变压器(输入 220V、输出 110V)一个,T_2 变压器(输入 220V、输出 6V)一个,万用表一个,直流电流表(10mA)一个,双踪示波器一台,倍压整流电路板一块(也可用倍压整流电路实验箱)。

【实验方法及步骤】

1. 按照图 2-18 连接电路。

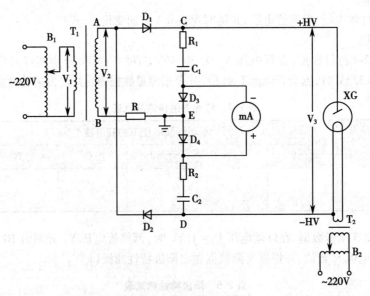

图 2-18　倍压整流电路

2. 接通电源　首先把自耦变压器调到零位。

(1) 给自耦变压器 B_2 输入 220V 电压,通过调整 B_2,改变 T_2 的输出电压,即改变灯丝加热电压。

（2）给自耦变压器 B_1 输入 220V 电压，通过调整 B_1，改变 T_1 的输出电压，即改变管电压。

（3）先调灯丝加热电压，后调管电压，并随时观察毫安表的变化。

3. 调试

（1）使灯丝加热电压为 0V，即 mA 表读数为 0。调节自耦变压器 B_1，使 T_1 的输入电压 V_1 分别为 5、10、15V 时，测出表 2-6 中各电压值。

表 2-6　空载时输入、输出电压关系表（mA＝0）

V_1	V_2	V_3
5V		
10V		
15V		

（2）调整灯丝加热电压，使管电流指示在 2mA 时，测出表 2-7 中各电压值。

表 2-7　负载时输入、输出电压关系表（mA＝2）

V_1	V_2	V_3
5V		
10V		
15V		

（3）根据示波器测量的 V_{CD} 波形，记录管电压的峰值 E_P、最小值 E_L、平均值 E_m。

（4）管电压固定在 10V，管电流为某一固定值时，用示波器观测 CE、DE、CD、BE 间的电压波形。

（5）使 V_2 的电压值为 15V，调整灯丝电压，使管电流在 2、1、0mA 时观测电压波形，并绘出波形图。

【注意事项】

1. 电路连接完毕需老师检查无误后，才可以通电，实验过程中注意用电安全。

2. 通电实验前应把自耦变压器调到零位。

3. 电路中由于电容的存在，应注意电容的放电，不然会影响实验结果。

【思考题】

1. 解释实验中电压 V_3 的指示值与波形的峰值不一致的原因。

2. 绘制管电压图表（$V_1 \sim V_3$），在 0mA 时，找出电压 V_2 和电压 V_3 的关系，判断能否确定该电路为倍压整流电路。

实验二十九　容量保护电路的校准

【实验目的】

1. 掌握容量保护电路的校准方法，会正确校准容量保护电路。

2. 熟悉容量保护电路的主要结构、功能和工作原理。

3. 了解容量保护电路常见故障。

【实验器材】

每实验小组配备器材:X 线机控制台 1 台,220V/100W 灯泡 1 个,万用表 1 个,常用电工工具 1 套。

【实验方法及步骤】

根据实验室条件,将学生分为若干组,在教师及技师对下列内容进行介绍、示教后,由学生分组实验。

1. 熟悉电路结构

(1) 打开控制台盖板,断开高压变压器初级连接线 P_1、P_2,在 P_1、P_2 间接上灯泡作假负载。

(2) 在容量保护电路板上找出电路上相对应的元件。

(3) 找出电路板上采样信号、比较信号等测试点。

(4) 选择 mA 为基本参量,改变控制台面板上的 kV、s,使 X 线机不过载,测量采样信号、比较信号值,并按下曝光手开关,观察现象。

2. 校准容量保护电路 对照容量保护曲线,逐档改变 kV、mA、s 进行实验,若符合规定,则证明容量保护电路工作正常;若已过载而无指示,或有指示但仍能曝光,则属异常,应对电路进行调整。

【注意事项】

此实验应用灯泡作为假负载。

【思考题】

1. 简述容量保护电路的工作原理。

2. 为什么要设置容量保护电路?

实验三十　旋转阳极启动延时保护电路的连接与测试

【实验目的】

1. 掌握旋转阳极启动延时保护电路结构及功能。

2. 熟悉旋转阳极启动保护延时电路工作原理。

3. 了解旋转阳极启动延时保护电路常见故障。

【实验器材】

XG-200 型 X 线机控制台 1 个,旋转阳极 X 线管管头 1 个,10A 交流电流表 1 个,万用表 1 个,220V 交流电压表 1 个,220V、100W 灯泡 1 个,常用电工工具 1 套。

【实验原理】

1. 发生故障的判定依据 电路工作正常时,按下曝光手开关,听到旋转阳极的运转声,同时,延时保护电路正常工作,为曝光作好准备。若按下曝光手开关,听不到旋转阳极的运转声,即延时保护电路工作不正常,都可判定为旋转阳极启动延时保护电路发生故障。

2. 检查故障的一般程序 大、中型工频 X 线机旋转阳极启动延时保护电路结构较为复杂,具体检查时应结合具体电路的工作原理,参照图 2-19 检查程序,先对熔断器、接触器、继电器的工作状况进行观察,然后对可疑电路及元件进行检查。

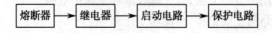

图 2-19　旋转阳极启动延时保护电路故障检查程序

【实验方法及步骤】

1. 拆下高压初级,短接对地,并换接上 220V、100W 的灯泡,以做假负载。

2. 在启动电路中串入 10A 交流电流表,并在启动电路两端接好电压表。

3. 接通电源,按下曝光按钮,X 线管阳极启动并观察启动电流、运转电流、启动电压及运转电压。

4. 将延时器延时时间调至 2~2.5s,重复上述第 3 步骤。

5. 常见故障现象分析及检查

(1) XG-200 型 X 线机,摄影曝光时,按下曝光手开关,听不到旋转阳极启动声。

分析:由 X 线机旋转阳极启动延时保护电路的结构和工作原理可知,旋转阳极不工作,首先应确定是定子绕组的故障还是启动运转控制电路的故障,然后进行逐步检查。

检查:①拆下高压变压器初级 P_1、P_2,换接上 220V、100W 灯泡以作假负载;②测量定子绕组阻值,一般运转绕组的阻值在 18Ω 左右,启动线圈阻值在 48Ω 左右,并检查三根连接线有无断路或脱落现象;③检查启动电路中各连接线有无脱落断路,然后测量启动运转电压是否正常(运转电压在 70V 左右,启动电压在 160V 左右);检查剖相电容器是否正常;检查 LJ 继电器线圈有无断路。

(2) F_{30}-ⅡF 型 X 线机普通摄影时,按下曝光手开关,JC_8、JC_2 得电,旋转阳极启动,但 JD_7 不得电。

分析:由该机的工作原理可知,JD_7 工作的前提是 B_6、B_8 的初级回路能够正常工作,故首先检查 B_6、B_8 的初级回路;同时,JD_7 的正常工作还需要延时保护电路工作正常。而判定故障在启动电路还是延时保护电路,需要看电容 C_{11} 是否能正常充电。

检查:①拆下高压变压器初级 P_1、P_2,换接上 220V、100W 灯泡以作假负载;②断开 D_8、D_9,再次曝光,如果故障现象消失,说明故障在 B_6、B_8 的初级回路;如果故障现象仍存在,说明故障在延时保护电路;③如果故障在 B_6、B_8 的初级回路,重点检测旋转阳极启动电路的得电回路,检查剖相电容是否正常;④如果故障在延时保护电路,重点检查三极管 BG_3、BG_4 以及 JD_7 工作是否正常。

【注意事项】

1. 拆下高压变压器初级连接线,短接对地,并换接上 220V、100W 的灯泡,作假负载。

2. 学生实验时需遵守实验纪律,未经允许不可进行操作。

【思考题】

1. 旋转阳极启动、延时保护电路的作用是什么?

2. 分析旋转阳极不能正常运转的原因可能有哪些?

3. 设置故障,学生分组进行故障排除练习。

实验三十一 X 线机灯丝逆变电路实训

【实验目的】

1. 掌握灯丝逆变电路的逆变过程。

2. 熟悉灯丝逆变电路的工作原理。

3. 了解灯丝逆变电路的工作特性。

【实验器材】

灯丝逆变实验电路一台,记忆示波器一台,数字万用表一个。

【实验方法及步骤】

1. 根据图 2-20 连接电路。

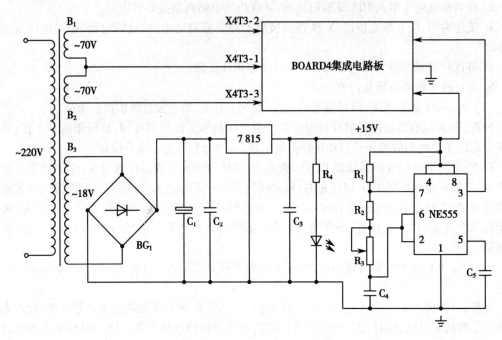

图 2-20 X 线机灯丝逆变电路

2. 接通电源 测量电源电压是否正常,测量 X4T3-2、X4T3-3 对地(X4T3-1)的双 70V 交流电压。

3. 按下频率按钮,调节频率旋钮,使频率≤1 000Hz。

4. 按下灯丝加热按钮,灯丝开始加热,此时灯亮。分别调节 mA 旋钮在 50、100、200、300、400mA 时,观测灯丝小焦点、大焦点的切换及亮度变化。

5. 测量 X48-4 电压波形、D1/Q1 电压波形、TP6 电压波形、TP8 电压波形、TP9 电压波形、TP7 空载电压波形、TP7 负载电压等各点波形。

6. 调整 mA 旋钮在 50、100、200、300、400mA 时,测量 TP6、TP7 电压波形。

7. 观测在不同频率时 TP6、TP7 电压波形。

【注意事项】

1. 电路连接完毕需老师检查无误后,才可以通电,实验过程中注意用电安全。

2. 学生实验时需遵守实验纪律,未经允许不可进行操作。

【思考题】

分析 X 线机灯丝逆变实验电路的工作原理。

实验三十二 数字胃肠 X 线机操作

【实验目的】

1. 掌握医用数字胃肠 X 线机的组成结构。

2. 熟悉医用数字胃肠 X 线机的工作原理。

3. 了解有关不同数字胃肠设备的功能比较。

【实验器材】

数字胃肠 X 线机一台。

【实验原理】

如图 2-21 所示,数字胃肠 X 线机由以下几大系统组成:

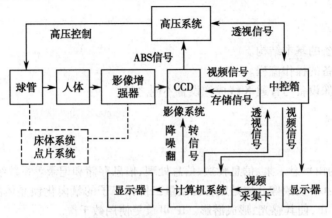

图 2-21 数字胃肠 X 线机组成图

1. 床体系统 床体系统是胃肠 X 线的重要组成部分,它是完成系统功能的主要载体,能通过二维的操作方式即影像系统、床体的倾斜及床板的运动实现胃肠 X 射线机的所有功能。

2. 影像系统 通常包括高分辨率的影像系统(包括影像增强器和数字放射成像检测器)和影像辅助系统,可完成接收 X 线信息并形成数字影像功能。

3. 控制台控制系统 操作控制台具有管理功能,能控制检查室内影像获取的全过程,操作控制台的具体功能表现为:输入和输出患者信息、检查数据、输出影像数据、控制曝光和影像捕获子系统,获取并处理数字 X 线影像数据。

4. 计算机系统 是数字胃肠 X 射线机的重要部分,完成整个设备所有功能的控制和实现。计算机系统可读取影像系统产生的数字图像,并进行文档管理及图像后处理,包括图像增强、翻转、测量、局部放大、多幅显示、降噪等操作。

【实验方法及步骤】

将学生分为若干组,在教师及技师对下列内容进行介绍、示教后,学生在医生或技师指导下分组完成操作。

1. 参观数字胃肠科室,了解数字胃肠设备的基本组成和整体布局。

2. 记录数字胃肠扫描室内的结构、布局及各部分的工作原理。

3. 了解数字胃肠设备计算机处理系统的结构工作原理。

4. 了解数字胃肠设备图像存储和记录装置的构成。

5. 了解数字胃肠设备正常工作时的操作流程。

6. 学生在老师或技师的指导下完成操作。

7. 了解数字胃肠设备完成图像后处理的方法和步骤。

【注意事项】

1. 聘请具有一定经验的医生或技师带教。

2. 在示教过程中,认真记录实验报告。

3. 学生不能随意操作设备。

【思考题】

1. 简述数字胃肠 X 线机的工作原理。

2. 简述数字胃肠 X 线机的基本操作步骤。

实验三十三　计算机 X 线摄影装置（CR）的认知和操作

【实验目的】

1. 掌握 CR 设备的基本结构。

2. 熟悉 CR 设备的操作流程。

3. 了解 CR 成像设备与普通 X 线成像设备不同之处。

【实验器材】

CR 设备一台。

【实验原理】

CR 的基本结构由信息采集、信息转换、信息处理、信息存储和记录等系统组成。

影像信息记录:CR 的成像介质是用含有微量二价铕离子的氟卤化钡晶体制成的 IP,携带人体信息的 X 线照射 IP,使其感光,形成潜影。IP 可重复使用数千次。

图像信息的读取:用红色的氦-氖激光扫描 IP,集光器收集在 IP 上发出的荧光,然后经光电转换器转换成电信号,经过放大后,由 A/D 转换器转换成数字影像。

影像信息处理:由计算机图像处理系统把数字化信号进行图像后处理,包括灰阶处理、空间频率处理、减影处理等。

影像的存储与记录:可用硬盘、光盘等存储数字图像,可用激光相机将图像打印记录在胶片上,还可直接在计算机显示器上显示图像。

【实验方法及步骤】

根据实验室条件,将学生分为若干组,在教师或技师对下列内容进行介绍、示教后,由学生分组实验。

1. 参观 CR 科室,掌握 CR 设备的基本组成结构。

2. 掌握 IP 的结构及工作原理。

3. 知悉读取装置的构成及工作原理。

4. 知悉 CR 图像存储和记录装置的构成。

5. 知悉 CR 设备是怎样完成图像后处理的,知悉常用的后处理技术。

6. 知悉 CR 设备的工作流程。

7. 在医生或技师指导下,让学生完成 CR 设备的正确操作流程。

【注意事项】

1. 需由具有教学经验的医生或技师带教。

2. 在示教过程中,学生需认真记录实验报告。

3. 学生不能随意操作设备。

【思考题】

1. CR 成像与传统的增感屏-胶片成像相比具有哪些特点?

2. 简述 CR 成像原理。

实验三十四　数字 X 线摄影装置（DR）的认知和操作

【实验目的】

1. 掌握 DR 设备整体结构。

2. 熟悉 DR 设备的基本工作过程。

3. 了解 DR 设备与 CR 设备不同之处。

【实验器材】

DR 设备一台。

【实验原理】

DR 是高度集成化的成像设备,主要包括以下五部分:X 线发生单元、X 线采集单元、信息处理单元、图像显示单元、检查床。根据探测器类型 DR 可分为平板探测器型、多丝正比室扫描型和 CCD 型三种。

平板探测器型 DR 主要由 X 线机、平板探测器、图像处理器、系统控制台和网络组成。

平板探测器安装在立式胸片架上,采用跟踪式 X 线管头支架时,X 线管头支架随探测器上下移动,自动跟踪图像中心。探测器矩阵接受 X 线照射后,计算机控制扫描电路自动读取矩阵像素信息,经 A/D 转换后,把像素数据送到图像处理器。

图像处理器对数字图像进行存储和常规处理,如丢失像素校正、放大增益校正,以及通过查找表将量化深度为 14bit 的像素重现,使之能在 8bit 的监视器上显示等,曝光后 5s 内就能快速浏览图像。

系统控制台可输入患者资料,提供打印、网络管理等功能,是人机对话的平台。

【实验方法及步骤】

根据实验室条件,将学生分为若干组,在教师或技师对下列内容进行介绍、示教后,由学生分组实验。

1. 参观 DR 科室,常握 DR 的基本组成。

2. 掌握 DR 设备探测器的结构及工作原理。

3. 知悉 X 线管球与探测器的移动方法。

4. 了解 DR 设备计算机处理系统的工作原理。

5. 了解 DR 设备图像存储和记录装置的构成。

6. 知悉 DR 设备正常工作时的操作流程。

7. 在医生或技师指导下让学生完成 DR 设备的正确操作流程。

8. 了解 DR 设备怎样完成图像后处理。

【注意事项】

1. 需由具有教学经验的医生或技师带教。

2. 在示教过程中,学生需认真记录实验报告。

3. 学生不能随意操作设备。

【思考题】

1. 简述 DR 设备探测器的工作原理。

2. 比较 CR 和 DR,说出它们的区别。

实验三十五 数字减影血管造影装置（DSA）的认知和操作

【实验目的】

1. 掌握 DSA 设备的基本结构。

2. 熟悉 DSA 设备的基本工作原理。

3. 了解 DSA 设备造影过程。

【实验器材】

DSA 设备一台。

【实验原理】

DSA 的减影原理是:用影像增强器将透过人体后未造影图像的 X 线信号增强,再用高分辨率的摄像机对增强后的图像做一系列扫描,把得到的不同的信息经 A/D 转换器转换成数字信号存储起来。然后把造影图像的数字信息与未造影图像的数字信息相减,消除了骨骼和软组织的影像,只留下含有造影剂的血管影像,从而大大提高了血管的分辨率。

DSA 的减影程序如下:①制备掩模像或蒙片(不含对比剂的图像);②摄制血管造影片(注入对比剂后的图像);③把掩模片与血管造影片重叠一起翻印成影片。

【实验方法及步骤】

根据实验室条件,将学生分为若干组,在教师或技师对下列内容进行介绍、示教后,由学生分组实验。

1. 参观 DSA 科室,掌握 DSA 设备的基本组成。

2. 熟知 DSA 扫描室、控制室的结构及各部分工作原理。

3. 知悉 DSA 设备计算机处理系统的结构工作原理。

4. 知悉 DSA 设备图像存储和记录装置的构成。

5. 知悉 DSA 设备正常工作时的操作流程。

6. 在医生和技师的指导下完成操作。

7. 了解 DSA 设备怎样完成图像后处理的。

【注意事项】

1. 需由具有教学经验的医生或技师带教。

2. 在示教过程中,学生需认真记录实验报告。

3. 学生不能随意操作设备。

【思考题】

1. 简述 DSA 设备影像接收系统的工作原理。

2. 简述 DSA 图像形成的原理。

实验三十六 螺旋 CT 操作训练

【实验目的】

1. 掌握 CT 设备的基本操作程序和注意事项。

2. 熟悉 CT 设备的基本构成、主要部件的功能和技术参数;CT 成像的原理。

3. 了解 CT 图像显示中窗宽、窗位的调节及基本图像处理软件的应用。

【实验器材】

螺旋 CT 设备一台;随机附带的 CT 检查体模或符合国家药品监督管理局测试要求规定的检测体模。

【实验方法及步骤】

不同型号 CT 设备,其操作存在一定差别,但总的操作程序基本相同,主要包括以下步骤:

1. 部件辨认　首先辨认 CT 扫描床、扫描架、电源柜、计算机系统、操作台,然后打开扫描架防护板,辨认 X 线发生装置、准直器、探测器、滑环、数据处理系统、激光定位灯等,最后复原扫描架防护板。

2. 环境检查　检查机房温度与湿度值,机房温度应控制在 18 ~ 22℃,湿度应控制在 45% ~ 60%。

3. 设备开机　合上电源总开关,开启电源柜电源,再开启计算机柜电源。

4. 扫描前准备　将患者随身携带的金属物品取出,换上标准检查服。

5. 信息登记　核对患者信息并进行登记,包括姓名、性别、年龄、检查号等。

6. 扫描计划　根据检查申请单设置扫描计划,选择扫描参数,包括检查部位、扫描方式、千伏、毫安、层厚、螺距、重建算法等。

7. 患者摆位　根据扫描计划对患者进行摆位,利用激光灯进行定位。摆位完成后应叮嘱患者在扫描过程中身体应保持不动,以免出现运动伪影。

8. 扫描检查　根据扫描计划选定的参数完成定位像及断层图像的扫描。扫描结束后,降低床面,通知患者离开。

9. 图像后处理　根据临床诊断的需要进行图像后处理,如容积再现、薄层重建、多平面重组、最大密度投影等。

10. 图像存储　将处理完成后的图像上传至 PACS,或选择其他存储方式。

11. 图像打印　选择所需图像进行打印。打印时应注意调节影像的窗宽和窗位,使感兴趣区域显示清晰,图像对比度良好。

12. 设备关机　退出计算机系统,关闭计算机柜电源,再关闭电源柜电源,最后断开电源总开关。

【注意事项】

1. 学生必须在教师指导下,按规程操作设备。

2. 打开扫描架防护板必须保证设备处于断电状态。

3. 扫描过程中应随时注意观察设备及患者状态。

【思考题】

1. CT 扫描前需调节的基本技术参数有哪些?

2. CT 基本图像处理方式有哪些?

3. CT 设备操作时应注意什么?

实验三十七　CT 维护保养训练

【实验目的】

1. 掌握 CT 维护保养的项目和方法。

2. 熟悉 CT 设备的日常维护。

3. 了解 CT 设备的常见故障。

【实验器材】

螺旋CT,毛刷、吸尘器等常用工具。

【实验方法及步骤】

CT经过一段时间的运转,机械部件需要润滑和调整,电气性能漂移需要检查及调整,损耗件需要及时更换。CT属于精密设备,需掌握正确的维护方法和保养措施,平时应精心地维护和保养。

一、日常维护

1. 机房环境 CT机房的温度和湿度应控制在说明书规定的范围内,一般CT机房的温度应保持在18~22℃左右,湿度应控制在45%~60%为宜,并注意通风换气。

2. 清洁消毒 日常维护的重要内容是保持机房和各装置的干净卫生,避免灰尘和有害气体侵袭。

二、CT各组成装置的维护保养

1. 操作台部分

(1) 查看设备运行日志,有无报错(发现报错,及时处理)。

(2) 清理软件冗余内容,保证系统的流畅运行(清除重建管理、患者列表、Network、打印队列等)。

(3) 操作台除尘(更换滤尘网,清理主板,内存,显卡,硬盘,接口板,散热风扇等)。

(4) 检查电源工作状态(测量直流电源、UPS电源输出电压)。

(5) 检查外围设备是否松动(键盘、鼠标、加密狗、光纤、通讯线缆)。

2. 电缆线 铺设在室内的电缆应定期检查,如果是电缆沟,应注意鼠害。应定期检查各装置间的电缆线外观,定期检测接地电阻,发现异常应及时处理。

3. X线管 X线管是CT中最昂贵的易耗部件之一,科学合理的维护保养对延长X线管使用寿命十分重要。

(1) 用毛刷或吸尘器清洁X线管散热器散热片和散热风扇灰尘。

(2) 检查球管高压插头和高压发生器高压插头是否松动或漏油。

(3) 扫描架前后盖板复位,系统开机,进行测试。

(4) 测试噪声:对扫描图像进行噪声测量、记录和比较,判断球管老化程度。使用CT日常质量测试方法,评估图像CT值和噪声标准差。

4. 扫描架部分

(1) 扫描架整体除尘(滤尘网、散热风扇、电路板、热交换器等)。

(2) 旋转扫描架有无异响,各部件有无松动(包括主轴承润滑)。

(3) 检查线路故障(接头有无松动)。

(4) 扫描架前后30°倾斜操作(有无异响),液压杆添加润滑油。

(5) 用吸尘器清除滑环的碳粉,用75%以上浓度乙醇清理滑环。

(6) 清洁、检查、更换碳刷。

(7) 测量滑环输入电压。

(8) 检查扫描架接地保护。

(9) 机架皮带张力和磨损检查。

5. 扫描床

(1) 检查水平运动前进、后退。

（2）润滑床板导轨。

（3）润滑升降电机丝杠。

（4）清理床驱动板,测量驱动电压。

6. 电源分配单元(PDU)

（1）测量输入电压。

（2）查看继电器工作状态。

（3）查看保险,有无打火,是否需要更换。

（4）查看浪涌保护器状态。

7. 图像质量检查　扫描水模,检查图像质量(有无伪影,CT 值为 0,误差为±3,如有偏差,可做模校正,CT 值校正)。

【注意事项】

1. 清除污渍时,可用干净软布蘸少量中性清洁剂擦拭,不可使用任何类型的砂纸、研磨粉和苯等溶剂,切不可使用强酸性或强碱性的清洁剂。

2. 擦拭设备时严禁让清洁剂渗入机内。

【思考题】

1. CT 机房环境日常应保持怎样的温度和湿度?

2. CT 的 X 线管在日常保养中应注意什么?

3. 描述 CT 定期维护保养的重要性。

实验三十八　GE8800 CT 扫描架实验与测量

【实验目的】

1. 掌握扫描架组成、结构、运动方式。

2. 熟悉 CT 工作程序和工作原理。

【实验器材】

GE8800CT 扫描架,万用表一个,示波器一台,电工工具一套。

【实验原理】

一、扫描架结构

侧面有三个开关(SCAN、DAS、TILTE)。正面有外定位灯。里面有 X 线管、电缆盘绕装置、补偿器、准直器、探测器、通道板、ADC、旋转电机、摆角电机、内定位灯、体积过大检测灯、扫描架旋转电机的伺服放大器、扫描脉冲产生装置等。

二、扫描架图纸说明

1. K3　架正摆角 ON(K1、K2 ON)回路里有限位开关。

2. K4　架负摆角 ON(仅 K1 ON)回路里有限位开关。

3. 架正摆角回路

刹车:115V→F1(20A)→TS4-2→CB3(TILT)→K1→SOL→K1→TS4-3→115V。

启动线圈:115V→F1→TS4-2→CB3(TILT)→K1→K2(常开)→TS-2S-2→启动线圈→TS-2S-5→K2(常开)→K1→TS4-3→115V。

运转线圈:115V→F1(20A)→TS4-2→CB3(TILT)→K1→TS-2S-1→运转线圈→TS-2S-4→K1

→TS4-3→115V。

4. 架负摆角回路　刹车、运转线圈同上。

启动线圈：115V→F1→TS4-2→CB3（TILT）→K1→K2（常闭）→TS-2S-5→启动线圈→TS-2S-3→K2（常闭）→K1→TS4-3→115V。

5. 6A 区的电位器是摆角测量。

6. L1、L2、L3、D1、D2、D3 是体积过大检测，L4 是内定位灯（位于旋转部分），K5 是内定位灯控制（位于非旋转部分）。

7. 旋转电机得电回路　115V→F1→TS4-2→CB2（SCAN）→TS4-7→TS1-1→T1（磁饱和稳、变压器）→TS1-2→TS4-3→115V。

8. 经 T1 稳压、变压后输出，整流滤波后给 SERVICE 放大器 1、6，于放大器 2、7 输出给旋转电机。

9. K9 受 K6 控制于扫描极限开关压合时 OFF，切断旋转电机回路。

10. 9B 区的 2 度 PULSE，10B 区的 10 度 PULSE，10B 区的 0 度 PULSE 和扫描脉冲（720），10C 区的电位器是旋转位置检测。

11. 10A 区的 DC TACH（TACHOGRAPH）3V 是测速，10A 区的 FAIL SAFE BRAKE 是故障安全刹车。

三、扫描架旋转电机图纸文字说明

1. 手动旋转 MOTOR　1H 区的手动开关，CW/CCW→J12 板→J6 板→J1 板（53）（正、负、大、小）→SERVO AMP 板→R1 和 K9→DC MOTOR。

2. 手动旋转 MOTOR 刹车　1H 区的手动开关，CW/CCW→J12 板→J3 板→J13 板→K6 继电器线圈→K6 接点→BRAKE 得电，刹车解除。

3. 测速调速　DC TACH→J1 板（59）-（53）→SERVO AMP→DC MOTOR。

4. 旋转位置检测　MOTOR 转→10D 区电位器转，其 2 脚电位变化→J6 板（42）→J1 板→SERVO AMP→DC MOTOR。

5. 10 度脉冲产生。

6. 2 度脉冲产生。

7. 0 度脉冲产生。

8. 扫描脉冲产生。

9. 旋转 MOTOR 限位。

四、补偿器控制文字说明

1. 准直器电机回路：J8—J9（1.5、5、10mm）→J3（AUN AP）→J13（12）→COLLIMATOR CON-TROL（11）→APER MOTOR。

2. 准直器位置检测回路。

3. 补偿器电机回路：J8—J9（AIR、HEAD、BODY）→J3（24，20）→J13（19，21）→COLLIMATOR CONTROL（7，9）→FILT MOTOR。

4. 补偿器位置检测回路。

5. 体积过大检测。

【实验方法及步骤】

参考图 2-22,根据理论学习知识:

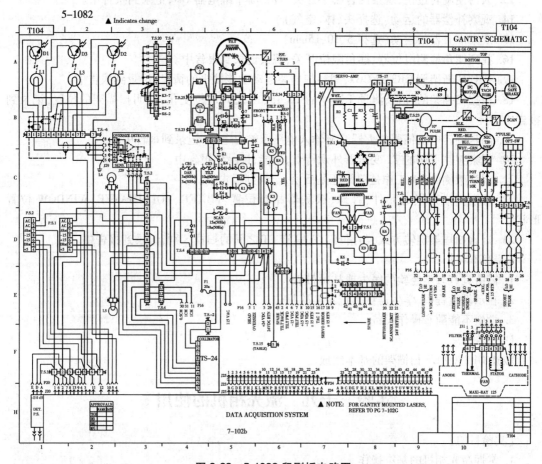

图 2-22　5-1082 印刷板电路图

1. 找到旋转电机、刹车、旋转编码器所在位置,画出图纸并记录到报告中。

2. 找到摆角电机、电机传动司杠、摆角限位开关、摆角刹车装置、摆角编码器所在位置,画出图纸并记录到报告中。

3. 找到旋转电机驱动板,观察其外形、元器件构成,记录到报告中(加放大板图纸)。

4. 找到 2°脉冲、10°脉冲、0°脉冲产生装置,记录到报告中,并说明三个脉冲关系及作用。

5. 测量 2°脉冲在旋转中,用示波器测量 2°脉冲的宽度,记录到报告中。

6. 找到架侧面的三个开关(SCAN、DAS、TILTE),说明作用,在图纸中找到三个开关点的相应位置。

7. 找到电缆盘绕装置,观察外形,记录到报告中。

8. 找到定位灯、体积过大检测灯,记录到报告中。

9. 在电路板中找到 2°、10°、0°脉冲的指示灯,观察其什么时间亮及灭,手动将三个脉冲都调节出来。

10. 测量旋转电机驱动电路的控制信号(示波器),记录到报告中,说明正负、大小的意义。

11. 观察 K3 继电器什么时间 ON,记录到报告中。观察 K4 继电器什么时间 ON,记录到报告中。

12. 用手挡住体积过大灯,用万用表测量其输出有何改变,记录到报告中。

13. 人为使旋转过位,观察压合哪个开关,观察哪个继电器 ON,记录到报告中。

14. 观察补偿器的运动(选择头、体、空气)。

15. 观察准直器的运动(选择 5、10、15mm)。

16. 找到摆角检测电位器、摆角限位开关,观察记录到报告中。

17. 找到切断架侧 CB3 或 CB2,观察扫描架运动功能缺少的情况,记录到报告中。

18. 根据扫描架的位置,测量 TS/14 的 12、13、14 之间电位变化,说明扫描架的位置,记录到报告中。

19. 测量旋转电机伺服放大器直流输入电压及输出电压,记录到报告中。

20. 观察架侧下面的 T1 变压器外观特点、功能,记录到报告中。

21. 观察架侧的 K1 工作是前倾还是后摆,记录到报告中。

22. 观察扫描架组成元件、管球、探测器相对位置、FILTER、COLLIMATER、WINDOW 位置形状。

23. 观察扫描架旋转方式,与滑环 CT,螺旋 CT 之间的扫描区别,记录到报告中。

【注意事项】

1. 需由具有教学经验的医生或技师带教。

2. 在示教过程中,学生需认真记录实验报告。

3. 学生不能随意操作设备。

【思考题】

叙述 GE8800 CT 扫描架的基本组成。

实验三十九　激光相机的使用

【实验目的】

1. 掌握激光相机的基本操作。

2. 熟悉激光相机的结构原理。

3. 了解激光相机常见故障代码。

【实验器材】

柯达 1120 激光相机。

【实验原理】

一般激光相机由以下四个系统组成:

1. 激光打印系统　包括激光发射器、调节器、多角透镜、发散透镜、聚焦透镜、高精度电机及滚筒。其功能主要是完成激光扫描、使胶片曝光。

2. 胶片传送系统　包括送片盒、收片盒、吸盘、辊轴、电机及动力传动部件等。其功能是完成胶片的输送任务。

3. 信息传递与存储系统　包括电子接口、磁盘或光盘、记忆板、电缆或光缆、A/D 转换器、计算机等。其功能是将主机成像装置显示的图像信息,通过电缆及电子接口、A/D 转换器输入到存储器,再进行激光打印。一台激光相机可以连接多个成像装置,根据成像系统的输出情况选择不同的接口。为保证多机输入同时进行,激光相机装有硬盘,以缓冲进入的图像进行队列打印,确保连续图像输入和图像打印无锁定进行。

4. 控制系统　包括键盘、控制板、显示板以及各种控制键或者按钮,其功能是控制激光打印程序、幅式选择、图像质量控制调节等。

5. 常见故障代码

(1) 10　FILM　JAM:SUPPLY——胶片离开供片盒区域时卡片。

(2) 11　FILM　JAM:PRINTING——胶片打印时在机器上部区域卡片。

(3) 12　FILM　JAM:S-MAG——胶片在供片盒窗口区域卡片。

(4) 13　FILM　JAM:R-MAG——胶片在收片盒窗口区域卡片。

(5) 14　FILM　JAM:PROC——胶片运行到相机与洗片机接口处卡片。

(6) 15　FILM　JAM:SUPPLY——胶片在供片盒区域卡片。

(7) 16　FILM　JAM:RECEIVE——胶片在收片盒区域卡片。

【实验方法及步骤】

1. 开机　按开机键,机器预热。

2. 装载胶片

(1) 取出供片盒并打开。

(2) 关掉暗室灯,打开胶片包装,将胶片放入供片盒并关上(注意不要把胶片放反了)。

(3) 将供片盒放入机器。

3. 卸载曝光后的胶片

(1) 等待所有任务打印完毕。

(2) 按"Magazine Open/Close Switch"键并等待指示灯灭掉。

(3) 指示灯灭掉后,取出收片盒。

(4) 关掉暗室灯。

(5) 打开收片盒,取出胶片,将收片盒放入机器并关门。

(6) 将取出的胶片放入洗片机中冲洗。

4. 校准

(1) 等待所有任务打印完毕。

(2) 按"on line"键,使机器处于离线状态。

(3) 按"上"或"下"键到"CALIBRATION"。

(4) 按"SELECT"。

(5) 按"NEXT"。

(6) 按"SELECT"键,开始校准。

(7) 等待 1min 左右,屏幕显示"Printer Ready",完成校准。

5. 关机

(1) 等待所有任务打印完毕。

(2) 按关机键。

【注意事项】

1. 需由具有教学经验的医生或技师带教。

2. 在示教过程中,学生需认真记录实验报告。

3. 学生不能随意操作设备。

【思考题】

1. 激光相机卡片时应怎么处理?

2. 激光相机在使用时应注意什么?

实验四十 洗片机的使用

【实验目的】

1. 掌握典型洗片机的结构。

2. 熟悉洗片机工作步骤。

3. 了解洗片机工作原理。

【实验器材】

自动洗片机。

【实验原理】

自动洗片机的基本结构主要包括显影槽、定影槽、水槽、加热部分、烘干部分、胶片传动部分、循环部分、补液部分、系统控制部分等。因为洗片机所用的显影液、定影液都是强酸强碱,腐蚀性非常强,所以对机器所用的材料耐腐蚀要求非常高,一般用特殊的工程塑料制成。机器传动部分所用的金属螺钉、支杆都是由钛合金制成。滚轴上的橡胶的耐腐蚀要求长时间浸泡不起皮不膨胀。传动部分以齿轮链条和带传动为主,齿轮是以尼龙或工程塑料制成。显影和定影所用的循环泵都采用磁力泵,这样密封效果比较好,不容易漏液,对于补液泵一般采用偏心轮驱动的单向阀泵,还可以设置每次补液量。

当接通电源后,控制面板显示当前洗片速度、显定影液温度、烘干温度、显定影液补充量以及机器的工作状态,此时还可改变上述各项参数。当显、定影液和冲洗水位达到规定位置时,药液温度控制部分开始工作,当药液温度达到设定值时机器自动进入工作状态。

【实验方法及步骤】

1. 开机前的准备

(1) 开机前应检查机器内显、定影液是否正常,漂洗水是否通畅,滚轴是否清洁。

(2) 打开电源,观察洗片机自检信息,液温到达规定值时才能洗片。

先放入测试过滤胶片,检查机器工作状态及过滤滚轴上的黏附物,一切正常才可正式洗片。

2. 洗片

(1) 等药水温度达到洗片条件,机器工作正常后进行洗片。

(2) 将胶片平直放入洗片机内,听到前胶片完全进入洗片机信号后,才能放入下一张胶片。

(3) 如机器有异常声音时,应立即关闭洗片机,停止洗片,查清原因后再洗片。

(4) 洗片结束后关闭电源,关掉水源。

3. 维护保养

(1) 每天清洗洗片机滚轴及液槽,保持洗片机的清洁。

(2) 每周更换显、定影液,定期更换过滤器。

(3) 定期检查机器运转是否正常,发现问题及时通知维修人员进行修理,并填写维修记录。

【注意事项】

1. 需由具有教学经验的医生或技师带教。

2. 在示教过程中,学生需认真记录实验报告。

3. 学生不能随意操作设备。

【思考题】

1. 洗片机洗片前应注意什么?

2. 洗片机应怎么保养?

实验四十一　磁共振设备的认知

【实验目的】

1. 掌握永磁型 MRI 设备或超导型 MRI 设备的基本结构及各部分的作用。

2. 熟悉 MRI 设备的操作过程。

3. 了解永磁型 MRI 设备或超导型 MRI 设备的工作原理。

【实验器材】

永磁型 MRI 设备 1 台或超导型 MRI 设备 1 台及其相关附件等。

【实验方法及步骤】

1. 参观 MRI 机房,了解 MRI 设备的布局、屏蔽要求和措施。

2. 带教老师讲解永磁型 MRI 设备或超导型 MRI 设备的基本结构及各部分的作用:

(1) 控制台上各装置的名称及作用。

(2) 计算机系统的组成及各部分的作用。

(3) 主磁体系统的结构及各部分的作用。

(4) 射频线圈的种类及使用方法。

(5) 射频放大器的结构及作用。

(6) 梯度柜的结构及作用。

(7) 谱仪的结构及作用。

3. 永磁型 MRI 设备或超导型 MRI 设备操作过程示范。

【注意事项】

1. 聘请具有一定教学经验的医生或技师带教。

2. 在示教过程中,认真记录实训报告。

3. 不允许学生私自操作设备。

【思考题】

1. 简述 MRI 设备的基本结构和各部分的作用。

2. 简述 MRI 设备成像的优、缺点。

3. 简述 MRI 设备的屏蔽方法。

实验四十二　磁共振设备操作训练

【实验目的】

1. 掌握磁共振成像设备的操作规程。

2. 熟悉永磁型 MRI 设备和超导型 MRI 设备的基本结构。

3. 了解永磁型 MRI 设备和超导型 MRI 设备的成像过程和图像处理等。

【实验器材】

永磁型 MRI 设备 1 台或超导型 MRI 设备 1 台及其相关附件等。

【实验方法及步骤】

1. 回顾 MRI 设备的使用注意事项和检查禁忌。

2. 识别 MRI 设备的结构,并熟悉各部分的作用。

3. 设备操作示范:带教老师按设备操作规程进行示范操作演示。

目前,应用于各医院的磁共振设备型号较多,不同厂家生产的磁共振在操作上也有一定差别,但总的操作程序基本相同,主要有以下几步:

(1) 开机前准备:检查机房温度和湿度是否符合规定要求,空调工作是否正常;检查设备供电电源是否符合要求;超导型 MRI 设备需检查并记录液氦水平。

(2) 开机操作讲解:合上电源总开关;然后依次开启梯度柜电源、计算机柜电源、工作站电源、操作台电源等;检查 MRI 匀场效果;检查磁盘空间是否充足。

(3) 扫描前准备:将患者随身携带的金属物品取出,严禁身体内有心脏起搏器和金属假体的患者进入扫描间。

(4) 登记患者信息:患者信息包括患者姓名、性别、年龄、体重(用于计算患者射频吸收系数)、检查编号等。

(5) 调谐:低场强设备需进行匀场调谐和射频调谐,然后才能进入扫描状态,高场强设备不需进行此步骤,直接进入扫描状态。

(6) 摆放体位:根据扫描部位选择合适体位(仰卧或俯卧、头先进或足先进);向患者说明扫描过程中的注意事项;选择合适的线圈并插好线圈;对好中心线,将患者扫描部位送入磁场中心;注意保护患者听力、防止患者着凉。

(7) 扫描:选择扫描参数,包括选择扫描解剖部位、对应的线圈及扫描序列;开始扫描。

(8) 影像处理:调节影像的窗宽、窗位,使检查部位显示清楚、影像对比度良好;图片排版、胶片打印。

(9) 关机操作步骤讲解:退出计算机系统,关闭电源。

4. 学生在带教老师指导下进行实际操作训练。

【注意事项】

1. 聘请具有一定教学经验的医生或技师带教。

2. 在示教过程中,认真记录实训报告。

3. 不允许学生私自操作设备,操作过程中要严格遵守操作规程、细致认真。

【思考题】

1. 简述 MRI 检查的注意事项。

2. 简述 MRI 设备的基本结构和各部分的作用。

3. 简述 MRI 设备的操作过程。

实验四十三　超声探头结构识别

【实验目的】

1. 掌握超声探头的内部结构及作用。

2. 熟悉超声探头的种类及功能。

3. 了解超声探头使用注意事项。

【实验器材】

不同种类超声探头数个。

【实验方法及步骤】

根据实验室条件,将学生分为若干组,由教师、技师对下列内容进行介绍、示教。

1. 摆动式扇扫 B 超探头　如图 2-23 所示,利用直流电机或步进电机驱动,通过凸轮、曲柄、连杆将电机的旋转运动转换为往返摆动,从而带动单个晶体换能器在一定角度(30°~90°之间)范围内产生扇形超声扫描。因为晶体换能器在工作过程是往返摆动的,所以它不能直接与人体接触,而需通过某种声媒质来传递超声,通常这种声媒质为油或水。这样既可以使换能器自由运动,又保证了探头发射超声能量能有效地传送。

由于机械传动系统不可避免地存在间隙,往返摆动所获得的两幅图像对应像素会出现位置上的偏差,因而使重建图像的稳定性变差。因此,接收机往往仅在换能器摆动的正程采集信号,而对逆程的回波信号予以舍弃,这就需要将摆动速度提高一倍。但由于摆速高,加速度大,致使噪声和振动加剧。

2. 旋转式探头　如图 2-24 所示,把四个性能相同的换能器,等角度安放在一个圆形转轮上。马达带动转轮旋转,每个换能器靠近收/发窗口时开始发射和接收超声波,各换能器交替工作。对于四晶片探头,转轮每旋转一周,在荧光屏上可获得四帧图像。旋转式探头驱动马达只需单方向旋转,转速均匀,没有加速度,加之转速低,因此旋转式探头扫描均匀、噪声和振动很小、寿命长。但旋转式探头对所用晶片的一致性要求很高。

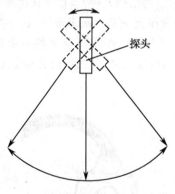

图 2-23　摆动式扇扫 B 超探头

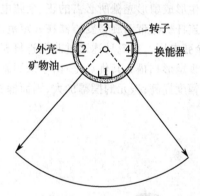

图 2-24　旋转式探头

3. 柱状单振元探头　如图 2-25 所示,它主要由五部分组成:①压电振子:用于接收电脉冲产生机械超声振动,其几何形状和尺寸是根据诊断要求来确定的,上、下电极分别焊有一根引线,用来收、发电信号。②垫衬吸声材料:用于衰减并吸收压电振子背向辐射的超声能量,使之不在探头中来回发射而使振子的振铃时间加长,因此要求垫衬具有较大的衰减能力,并具有与压电材料接近的声阻抗,以使来自压电振子背向辐射的声波全部进入垫衬中不再发射回到振子中去。吸声材料一般为环氧加钨粉,或铁氧体粉加橡胶粉配合而成。③声学绝缘层:防止超声能量传至探头外壳引起反射,造成对信号的干扰。④外壳:作为探头内部材料的支撑体,并固定电缆引线,壳体上通常标明该探头的型号、标称频率。⑤保护面板:用以保护振子不被磨损。保护层应选择衰减系数低,耐磨的材料,由于保护层与振子和人体组织同时接触,其声阻抗应接近人体组织的声阻抗。

对于柱形单振元探头,振元直径的大小会影响超声场的形状,一般来说,振元直径大,声束指向性好,易于聚焦。当然,当声窗受限制时,只能使用较小的振元。通常振元直径在 5~30mm 范

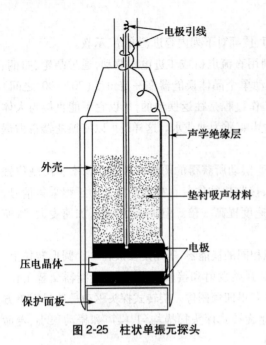

图 2-25 柱状单振元探头

围内。

4. 摆动式机械扇扫探头 如图 2-26 所示，其单一压电振子置于一个盛满水的小盒中，通过齿轮和连杆的传动，可作 30°角的摆动。位置电位器用于测定驱动轴的位置变化，从而可换算出压电振子的角度变化，它是一种低能噪声电位器。直流马达作为驱动力源，它驱动整个机械传动装置带动压电振子作扇扫运动。

其缺点是：扫描角度小，探查的视野有限；由于换能器作高速摆动，电位器的磨损厉害，探头寿命较短；摆动时的机械振动和均匀性都受工艺的限制而不是很理想。

5. 机械摆动式扇扫探头 如图 2-27 所示，它由压电振子、直流马达、旋转变压器以及曲柄连杆机构组成。该探头的小盒中，前端由一橡皮膜密封，此范围又称为透声窗。旋转变压器用于产生形成扇形光栅所必需的正、余弦电压，它是关于角度的敏感元件，当直流马达转动时，通过曲柄连杆机构带动旋转变压器在一定范围内转动，旋转变压器的两个次级绕组（转子绕组）给出正、余弦电压。直流马达通过曲柄连杆机构带动压电振子作 80°角摆动，从而使声束在 80°角范围实现扇形扫描。其优点是：由于采用旋转变压器作为角度检测器，其测角精度和使用寿命都有了大幅度提高；振元的摆幅加大，因而探查的视野加大。

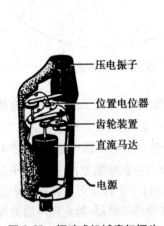

图 2-26 摆动式机械扇扫探头

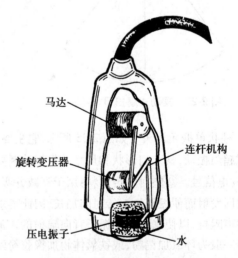

图 2-27 机械摆动式扇扫探头

6. 步进电动机机械扇扫探头 如图 2-28 所示，这种探头采用步进电动机直接驱动振元作摆动式机械扇扫。步进电动机在环行分配器的控制下，实现大角度的匀角速摆动，由此省去了曲柄连杆机构，不仅减小了体积和重量，而且由于传动误差减小，从而使扫描光栅分布更为均匀。

采用步进电动机直接驱动振元摆动，不仅使探头结构简化，机械磨损减小，寿命增长，而且由

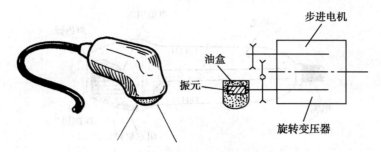

图 2-28 步进电动机机械扇扫探头

于步进电动机的步距角和转向可由所给脉冲频率以及激励顺序所控制,所以转速的均匀性仅由激励脉冲的时间间隔决定。

7. 线阵探头 如图 2-29 所示,这种探头主要由六部分组成:开关控制器、阻尼垫衬、多元换能器、匹配层、声透镜和外壳。

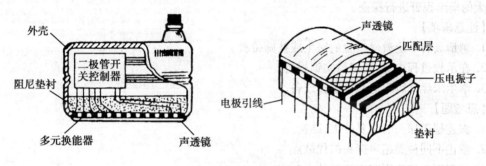

图 2-29 线阵探头

开关控制器:用于控制探头中各振元按一定组合方式工作,可以使探头与主机的连线数大大减少。

阻尼垫衬:其作用与柱形单振元探头中的垫衬作用相同,用于产生阻尼,抑制振铃并消除反射干扰。对阻尼垫衬材料的要求亦和柱形单振元探头要求相似。

多元换能器:换能器的振元通常是采用切割法制造工艺,对矩形压电晶体,通过计算机程序控制开槽,开槽宽度应小于 0.1mm,开槽深度则不能一概而论,这是因为所用晶片的厚度取决于探头的工作频率,相当于半波长厚度的频率叫做压电振子的基础共振频率。探头的工作频率越高,所用晶片的厚度则越薄。开槽的深度主要影响振元间互耦的大小,一般来说,开槽浅则互耦大,振元间互耦大则相互干扰大,使收发分辨力降低,反之开槽深则互耦小。

匹配层:由于声透镜同时与振子和人体接触,两者的声阻抗差别较大,难于使声透镜的特性阻抗同时与两者匹配。超声经不同阻抗界面传播,将产生反射,增加能量损耗并影响分辨力,因此,往往需要采用匹配层来实现探头与负载之间的匹配。

8. 相控阵超声探头 可实现波束电子相控扇形扫描,因此又称为电子扇扫探头,它配用于相控阵扫描超声诊断仪。

相控阵超声探头外形及内部结构如图 2-30 所示,它与线阵探头的结构有相似之处。其一是所用换能器也是多元换能器。其二是探头的结构、材料和工艺也相近。它主要由换能器、阻尼垫衬、声透镜和匹配层组成。

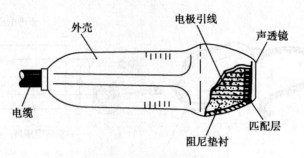

图 2-30 相控阵超声探头

相控阵探头与线阵探头不同之处主要有两点。第一是在探头中没有开关控制器,这是因为相控阵探头换能器中各振元基本上是同时被激励的,因此不需要用控制器来选择参与工作的振元。第二是相控阵探头的体积和声窗面积都较小,这是因为相控阵探头是以扇形扫描方式工作的,其近场波束尺寸小,所以它具有机械扇形扫描探头的优点,可以通过一个小的"窗口",对一个较大的扇形视野进行探查。

【注意事项】

1. 聘请具有一定教学经验的医生或技师带教。

2. 在示教过程中,认真记录实训报告。

3. 学生未经许可不能私自操作设备。

【思考题】

1. 叙述超声探头的主要种类、结构。

2. 叙述不同种类超声探头的优缺点。

3. 超声探头在使用时应注意什么?

实验四十四 B 型超声诊断仪的使用

【实验目的】

1. 掌握超声成像装置的整体结构。

2. 熟悉超声成像的基本工作过程、B 型超声诊断仪的基本调试。

3. 了解超声图像处理的基本功能。

【实验器材】

B 型超声诊断仪,标准体模。

【实验方法及步骤】

根据实验室条件,将学生分为若干组,由教师及技师对下列内容进行介绍、示教。

1. 监视器调试

(1) 黑白监视器调试:黑白监视器的调节主要包括亮度和对比度。

(2) 彩色监视器调试:彩色监视器的调试是在黑白的基础上加上色饱和度和色调的调节。

2. 正常灵敏度调试 灵敏度是表示超声装置检出和显示界面反射的能力。超声图像使用其中的 512×512 像素单元,其余的像素单元用于显示灰标、尺度、体表符号和文字注释等。

3. 动态范围调节 动态范围是指超声装置能够显示的从最低到最高回声信号的范围,一般为 30~70dB 左右。

4. 后处理选择　目前中档以上超声仪器均有后处理选择,常用的有像素亮度后处理、时间后处理或空间后处理等技术,对已建图像回声信号亮度进行再加强或再抑制、平滑和边缘加强等处理。

【注意事项】

1. 聘请具有一定教学经验的医生或技师带教。

2. 在示教过程中,认真记录实训报告。

3. 各种旋钮调节时用力要轻巧均衡,保护好探头,学生不能私自操作设备。

【思考题】

1. 说出 B 型超声诊断仪的基本工作过程。

2. B 型超声诊断仪在使用过程中要进行哪些调试?

实验四十五　超声诊断仪的调试与使用

【实验目的】

1. 掌握超声诊断仪的基本工作过程。

2. 熟悉超声诊断仪的简单调试。

3. 了解超声图像处理的基本功能。

【实验器材】

B 超、标准体模。

【实验方法及步骤】

根据实训室条件,将学生分为若干组,由教师及医院医生、技师对下列内容进行介绍、示教。

一、超声诊断仪的功能调节

1. 图像冻结　把动态图像的某一帧冻结在显示屏上,以进行静态观察、测量和记录。

2. 图像数目　显示屏可显示 1、2 幅或多幅图像。当欲检查的结构范围较大,一幅图像无法完整显示时,可将两幅图像拼接在一起显示。

3. 字符显示　自动显示日期。多数仪器显示屏除在指定位置上显示固定的项目数据外,还可在图像的任意位置上打印所需的字符。

4. 体位标志及探头位置显示　可显示被检者的体位和探头所处的位置,便于对图像记录分析和检查时对比。

5. 测量和计算　转动操纵杆或轨迹球移动电子游标,可对图像内任意待测区进行各种测量,以数字形式显示其测量结果。可测量距离、面积、周长、速度和心功能等,多数仪器还可自动报告胎龄、预产期、血流速度及心功能等数据。

6. 总增益调节　其作用是调节超声诊断仪对接收信号的放大倍数,决定接收到的回声信号用什么亮度显示。加大增益,可使回声放大倍数提高,图像亮度增加。应注意增益太小将导致有效的弱信号无法显示,但过大的增益会使图像失真。

7. 深度增益补偿(DGC)　也称时间增益补偿(TGC),超声在人体内传播时,由于声衰减使近距离的回声强,远距离的回声弱。大致为 1MHz 的超声波信号在体内传播 1cm 就会产生约 1dB 的衰减。为使条件相同的病变或组织在不同深度处获得相似的图像,所以对深度所引起的衰减应加以补偿。DGC 电路系统即是随传播距离的增加而加大增益的电路,实现对近场强回声给予抑制,对远场的弱回声给予增强。其调节方式有:①分段调节:将探测深度分为若干段,每一段控制一定的深度范围;②分区调节:将探测深度分为二区(近场、远场)或三区(近、中和远场)。

8. 图像翻转 可以左右或上下翻转图像,不必转换探头方位。

9. M曲线显示 在显示实时B型图像时,利用某一条超声取样线,引出一幅M型曲线图,并与切面图像同时显示,用以观察心血管运动状况。

10. 聚焦 一般用3挡或4挡变换声束的焦距。若把各挡的聚焦键同时按上,则声束从浅表到深部的横向分辨力均高,但图像帧数减少。

11. 多普勒取样线或取样容积调节 使用脉冲式多普勒时,调节取样容积使其位于目标部位,并根据血管走行方向和内径大小调节取样校正线和取样容积大小。使用连续波多普勒时,调节取样线位置,使其通过血管内目标的中心,并尽量使取样线与血流方向平行,同时应避免通过其他大血管,获得最佳多普勒频移显示。

12. 彩色多普勒血流显像调节 包括彩色增益、取样部位和面积、速度范围、显示方式等调节,以获得最佳的彩色血流图像。

二、超声诊断仪的使用

1. 开机 闭合电源总开关→稳压电源开关→超声仪开关。

2. 工作条件的选择与调节

(1) 使用频率的选择:根据检查部位,选定使用频率。通常胸腹部器官使用3.0~3.5MHz;浅表器官如眼、甲状腺、乳腺、外周血管用5.0~7.5MHz;婴幼儿心脏及腹部用5.0MHz;肥胖者选用2.0~2.5MHz。

(2) 扫查方式的选择:目前仪器有多种扫查方式,即扇形扫查、矩形扫查及弧形扫查。一般检查心脏、眼、颅脑等选用扇形扫查,此种探头小,操作灵活,声窗小,深部显示范围大,但近区显示范围小。对于腹部器官如肝、胆囊、胰腺、脾、肾、妇产科等选用线阵或凸阵探头,视野大,近区及深部显示范围相同。

(3) 灵敏度调节:由总增益、近场抑制、远场补偿、灵敏控制组成。灵敏度调节是使图像清晰。增益过大,画面易出现噪声,分辨力下降;增益过小,又会使某些信息显示不清甚至丢失,所以应根据被检查者的体型胖瘦以及检查部位的深浅不同加以适当的调节。

(4) 扫描检查:对患者进行部位检查,并进行图像处理。

3. 关机 检查完毕关机。

【注意事项】

1. 聘请具有一定教学经验的医生或技师带教。

2. 在示教过程中,认真记录实训报告。

3. 各种旋钮调节时用力要轻巧均衡,特别是探头更要维护和保养,学生不能私自操作设备。

【思考题】

1. 简述超声诊断仪的使用步骤。

2. 超声诊断仪在使用过程中一般要进行哪些调试?

3. 为什么在进行检查时要对使用频率和扫查方式进行选择?

实验四十六 超声诊断仪的维护保养

【实验目的】

1. 掌握超声诊断仪的保养与维修。

2. 熟悉超声诊断仪使用注意事项。

【实验器材】

超声诊断仪。

【实验方法及步骤】

根据医院机器条件,将学生分为若干组,由教师及医院医生、技师对下列内容进行介绍、示教。

一、超声诊断仪使用注意事项

1. 超声诊断仪操作环境要求

(1) 温度:10~40℃。

(2) 湿度:45%~60%。

(3) 检查室:远离高电磁场环境。

2. 开机前准备

(1) 确认仪器及稳压器上电源开关位于"OFF"位置后才可将插头插入电源插座。

(2) 检查连接电缆、电线等连接状态和仪器控制键的设定位置,以确保仪器处于可正确动作的状态。

(3) 电源电压是否稳定,将会影响超声诊断仪的性能。

3. 使用中注意事项

(1) 开机后,观察自检程序是否正确,并注意仪器发出的机械声音是否正常。

(2) 应经常监视主机、监视器和患者是否处于正常状态。

(3) 如果出现突然断电现象,应立即将仪器电源还原于"OFF"位置;待电压稳定后方可重新开机。

(4) 勿随意开关仪器。

4. 关机后注意事项

(1) 将各种操作关机、控制键设定于初始状态。

(2) 先关闭仪器电源开关,然后关稳压器电源开关,最后切断电源。

(3) 待仪器充分散热后,用仪器罩将其盖好。

二、超声系统保养与维修

在进行保养或清洁时,应让系统进入 STANDBY 状态,将电源开关开至 OFF,并将其总开关拔掉。

1. 清洁

(1) 定期使用较温和的洗涤剂和柔软的抹布清洁仪器的外表面。

(2) 当清洁仪器键盘和显示屏时,注意不要将液体流至仪器内部,并且不要刮擦显示屏。

2. 空气滤过

(1) 系统的空气滤过装置应每周进行检查,并进行清洗。

(2) 根据空气滤过状况选择吸尘器或肥皂水清洗滤过板。

(3) 注意当移除滤过装置时要关闭电源开关,当装入空气滤过板后才能启动主机系统。

3. 探头的保养与维护

(1) 探头容易因机械冲击而受损,所以绝不能掉落在地上或碰撞。

(2) 探头的缆线连接部以下是不防水的,所以切勿将整个探头浸在水里或其他液体中。

（3）不能过度弯曲或扭曲探头缆线。

（4）探头使用后，应将耦和剂擦拭干净，用较温和的洗涤剂和柔软的抹布清洁探头。不能使用气体、液体或高温的方法来对探头消毒。

【注意事项】

1. 聘请具有一定教学经验的医生或技师带教。

2. 在示教过程中，认真记录实训报告。

3. 学生不能私自操作设备。

【思考题】

1. 简述超声诊断仪的保养与维修。

2. 超声诊断仪使用时应注意哪些事项？

实验四十七　ECT 扫描架的认知

【实验目的】

1. 掌握 ECT 扫描架结构及原理。

2. 熟悉 ECT 扫描架的运动方式。

3. 了解 ECT 扫描架的操作和维护。

【实验器材】

SPECT 或 PET 一台。

【实验原理】

SPECT 的机架主要用来固定、支撑探头，使之能在一定范围内运动。机架必须牢固、可靠，同时又必须能进行各种方向的灵活运动和转动，需要有精确的运动系统和定位系统。运动方式主要分两种：平动和旋转。平动时要在机架的轨道上进行运动，因此机架是安装在轨道上的。旋转运动依靠机架自身设计就可完成。通常机架的孔径≥70cm，机架旋转角度≥550°，双探头机架至少具备 0°、90°、180°、−180°这四种采集角度。控制机架运动及控制探头运动的控制面板都安装在机架外壳上，便于医生操作。机架后部安装配重装置，用来平衡机架重量，使其位于平动轨道上。机架两侧有两个红色制动开关，在机架运行过程中如果出现一些紧急情况，可以就近将其中任意一个开关按下使机架停止工作。

【实验方法及步骤】

1. 了解机架的安装步骤。

2. 认识使机架平动的电路系统、相应限位开关的安装位置和工作方式。

3. 认识使机架旋转的电路系统、相应限位开关的安装位置和工作方式。

4. 了解机架上控制面板的各个按键的作用并熟悉其操作。

5. 了解探测器及配重装置在机架的安装位置。

6. 观看机架通电后扫描架的运动方式。

7. 了解扫描架的故障类型（机架参考转速电压错误、机架控制软件错误、机架旋转硬件错误等）及常规处理措施。

【注意事项】

1. 根据学生数量分组，原则上机房内每次不超过 20 人。

2. 机架通电后提醒学生注意安全。

3. 学生实验时需遵守实验纪律，未经允许不可进行操作。

【思考题】

1. SPECT 安装对安装条件、安装环境都有哪些要求?

2. 评价扫描架的性能指标有哪些?

实验四十八　ECT 主机、探测器的认知

【实验目的】

1. 掌握 ECT 成像原理。

2. 熟悉 ECT 主机、探测器的结构。

3. 了解 ECT 主机、探测器的基本维护方法和简单故障排除方法。

【实验器材】

SPECT 或 PET 一台。

【实验原理】

PET 主机主要由探头、机架、电子学线路、采集和处理工作站等组成。经典的专用型 PET 探头是由数百个成对分布的小型 γ 闪烁探测器模块紧密排列在 360°圆环上,数个圆环组成环状探头。人体置于环中,体内的湮灭辐射产生成对光子可投射到对应的成对探测器中,在环平面内的 γ 光子不论朝任何方向飞行,都能被探测器截获。在每两个探测器模块之间都连接着符合电路,能同时记录各个方向上的湮灭光子,因此具有最佳的几何效率。机架主要用来固定探头并使其在机架上以某种方式运动,机架的中心孔可以是六角形或圆形,由探测器阵列形状决定。为提高性能,一些环形 PET 带有旋转装置。采集工作站通过人机对话控制 PET 机架以及显像床的运动,采集软件提供各种扫描方式的设置,根据设置的参数对系统进行有效、有序控制,直到全部采集过程结束。采集工作站还对采集数据进行预处理并传送至处理工作站,负责仪器的定期质量控制和校正。处理工作站主要对采集工作站传送的图像资料进行断层重建,还负责数据库的管理及操作、图像显示、图像处理和分析、图像硬拷贝及文件存档等。

【实验方法及步骤】

1. 了解 PET 设备安装情况(如电源要求、网络要求、电磁干扰要求和防护要求等)和 PET 的使用维护情况。

2. 认识 PET 探头　包括探头结构、工作原理、探测器单元的材料及性能等。

3. 认识 PET 机架　按探测器在机架上的排列形状和运动方式,可分为固定型、旋转型、旋转-平移型和摆动-旋转型。具体类型根据现场机型确定。

4. 认识数据采集和处理工作站　了解其主要参数(CPU 主频、主内存、图像存储硬盘容量、显示器参数等)和 PET 应用软件(图像采集软件、图像处理软件、定量分析软件、校正软件、质控软件等)。

【注意事项】

1. 由具有一定教学经验的医师或技师负责带教。

2. 在示教过程中,学生应认真听讲并记录,切勿随意操作设备。

3. 学生应听从带教老师安排,注意辐射防护。

【思考题】

1. 试述单光子发射型计算机体层设备的结构和原理。

2. 简述 SPECT 和 PET 成像的特点。

3. PET 系统进行数据采集时需要注意哪些问题?

实验四十九　医用 X 线电视系统操作实训

【实验目的】

1. 掌握医用 X 线电视系统的整体结构。

2. 熟悉影像增强器的工作原理。

3. 了解医用 X 线电视系统的调节方法。

【实验器材】

影像增强电视 X 线机 1 台,测试卡或水模体 1 个,常用电工工具一套。

【实验方法及步骤】

根据实验室机器条件,将学生分为若干组,由教师、技师对下列内容进行讲解、示教。

1. 观察医用 X 线电视系统的结构组成。

2. 熟悉 X 线机控制台面板各开关、按键、旋钮、仪表等的作用,并学会操作。

3. 观察影像增强器的结构。

4. 开机调节电源电压后,将"技术选择"置于"透视"位,打开监视器电源,将测试卡或水模体放置在透视位置,并选择合适的透视条件。

5. 在透视状态下,调节亮度(BRIGHT)、对比度(CONT)旋钮至合适位置,掌握旋钮和开关的使用与控制;操作控制手柄或点片架,完成透视部位的变换,并注意影像的移动和变化方向是否一致。

6. 调节摄像机镜头的光聚焦、电聚焦(FOCUS),观察监视器上影像的变化。

7. 微调靶压旋钮(TARGET),观察影像的变化。

8. 微调自动亮度控制旋钮(IBS),观察影像的变化。

9. 调节水平中心位置旋钮(H-CENT)、垂直中心位置旋钮(V-CENT),观察影像位置的变化。

10. 示教完毕,在老师指导下学生操作练习。

【注意事项】

1. 聘请具有一定教学经验的医生、技师带教。

2. 学生未经带教老师同意不能随意操作设备。

【思考题】

1. 简述医用 X 线电视系统的基本结构。

2. 简述影像增强器的工作原理。

实验五十　参观医院图像存储与传输系统

【实验目的】

1. 认识 PACS 的组成结构。

2. 掌握 PACS 的基本功能。

3. 能够进行 PACS 的基本操作。

【实验器材】

医院影像科 PACS,鞋套。

【实验方法及步骤】

任课教师组织学生到达指定医院影像科。

1. 医院的带教老师(影像科技师)带领学生参观影像科的PACS,了解PACS的布局、基本组成。

2. 医院的带教老师讲解PACS的工作流程,并进行操作演示,向学生展示图像采集、图像存储、图像传输、图像打印等的操作过程。

3. 学生在带教老师的指导下进行操作练习。

4. 学生分组讨论PACS的工作流程、基本功能以及操作步骤。

【注意事项】

1. 聘请具有一定教学经验的技师带教。

2. 学生未经带教老师同意不能随意操作设备。

【思考题】

医院PACS具有哪些基本功能? 包含哪些基本组成部分?

第三篇 习题集答案

第一章 绪 论

一、名词解释

1. CT:X 线计算机体层成像(X-ray computed tomography,X-CT),简称 CT。
2. MRI:磁共振成像(magnetic resonance imaging)。
3. US:超声(ultrasonography)。
4. ECT:发射型计算机体层成像(emission computed tomography)。
5. SPECT:单光子发射型计算机体层成像(single photon emission computed tomography)。
6. PECT:正电子发射型计算机体层成像(positron emission computed tomography)。
7. SCT:螺旋 CT(helical/spiral CT)。
8. MSCT:多层螺旋 CT(multi-slice CT)。
9. DSA:数字减影血管造影(digital subtraction angiography)。
10. CR:X 线计算机摄影(computer radiography)。
11. DR:X 线数字摄影(digital radiography)。
12. PACS:医学图像存储与通讯系统(picture archiving and communication system)。

二、填空题

1. 1895 11 8 1913
2. 裸管 X 线机 防辐射防电击 X 线机 程控 X 线机 逆变 X 线机
3. X 线机 CR DR CT DSA
4. 1972 断面体层
5. 氢原子核
6. 反射 折射
7. γ

三、简答题

略。

第二章 X 线发生装置

一、名词解释

1. 实际焦点:阴极电子在阳极靶面上的实际轰击面积。因 X 线管的灯丝绕制成螺旋管状,其发射的电子经聚焦后轰击在靶面上的形状为长方形,故实际焦点又称为线焦点。

2. 有效焦点:指实际焦点在空间各个投射方向上的投影,是用来成像的 X 线面积。

3. 标称有效焦点:有效焦点中垂直于 X 线管窗口方向上中心的投影面积称为标称有效焦点或有效焦点的标称值。

4. X 线管的最高管电压:指允许加在 X 线管两端的最高电压峰值,单位是千伏(kV)。在工作中加在 X 线管两极上的管电压峰值不能超过此值。

5. X 线管的最大管电流:指 X 线管在一定管电压和一定曝光时间内曝光所允许的最大电流平均值,单位是毫安(mA)。

6. X 线管的最长曝光时间:指 X 线管在一定管电压和一定管电流条件下曝光所允许的最长时间,单位是秒(s)。

7. X 线管的容量:又称为负荷量,是指 X 线管在安全使用条件下一次曝光所能承受的最大量。

8. X 线管的标称功率:在一定的整流方式和一定的曝光时间下 X 线管的最大负荷称为 X 线管的标称功率,以此来对 X 线管的容量进行标注,又称代表容量或额定容量。

9. 空间电荷:X 线管阴极灯丝侧、后方的电子称为空间电荷,这些电子滞留在灯丝的侧后方,随着管电压的升高而逐渐飞向阳极。

10. 高压电缆击穿:指的是电缆绝缘层遭到破坏,芯线与金属屏蔽层之间形成短路。

11. 变压器油老化:变压器油长期使用后,由于受到电场、光线、高温、氧化、水分、触媒(如铜、铁、尘垢)等的作用,其绝缘性能会逐渐降低,电介质强度下降,这种现象称为变压器油老化。

12. 三钮制控制:是指管电压、管电流和曝光时间三个参数各由一个旋钮来进行调节或选择的控制方式,称为三钮制控制。

13. 二钮制控制:是将管电流和曝光时间的乘积作为一个参数来进行控制,X 线机的控制系统就只有管电压和曝光量(毫安秒)两个参数来调节控制,称为二钮制控制。

14. 锁止器:完成对支架各部固定的装置。

15. 栅比:指栅板上的铅条高度与间隙之比。

16. 栅密度:即栅板单位距离内的铅条数。

二、填空题

1. 阳极　阴极　玻璃管壳

2. 阳极头　阳极柄　阳极罩

3. 将阳极头的热量传导到变压器油中

4. 灯丝　聚焦槽　阴极套　玻璃芯柱

5. 产生电子

6. 较好的电子发射能力　熔点高　蒸发率低　导热率低

7. 对电子聚焦

8. 实际焦点　投照方位　管电流

9. 铼钨合金　钼　石墨

10. 管电压　管电流

11. 钼

12. 10～13mm　60

13. 铍

14. 大　升压

15. 铁芯　初级线圈　次级线圈　绝缘材料　固定件
16. 同一个臂
17. 大焦点灯丝变压器　小焦点灯丝变压器
18. 铁芯　初级线圈　次级线圈
19. 铁芯的同一个臂上
20. 单晶体硅　银丝
21. 一半
22. 高压　灯丝加热电压
23. 芯线　绝缘层　半导体层　金属屏蔽层　保护层
24. 二芯　三芯　四芯
25. 绝缘
26. 消除绝缘层外表面与屏蔽层之间的静电
27. 绝缘　散热
28. 30kV/2.5mm　40kV/2.5mm
29. 凝固点为−45℃
30. 控制台面板　控制台内部
31. 指示灯　显示仪表
32. 指针表　数字
33. 稳压器　自耦变压器　空间电荷抵偿器
34. 千伏值
35. 摄影部位
36. 磁电式表　电磁式表　磁电式表
37. 整流装置
38. 预示管电压大小
39. 测量 X 线管管电流大小
40. 高压变压器次级中心接地处　控制台面板上
41. 落地式　附着式　悬吊式　C 型臂式
42. 立柱　移动轨道　横臂　滑架　管件固定夹
43. 旋钮式　电磁式
44. 焦距　栅比　栅密度
45. 减幅振动式　电机式　储能-释放式　触动式

三、单项选择题

1. C　　2. B　　3. B　　4. C　　5. C　　6. C　　7. D　　8. B　　9. D　　10. C
11. B　　12. C　　13. D　　14. C　　15. B　　16. A　　17. C　　18. D　　19. B　　20. A
21. B　　22. B　　23. D

四、多项选择题

1. ABC　　2. ABD　　3. ABD　　4. BCD　　5. ABC　　6. ABCD　　7. ABCD
8. ABC　　9. AB　　10. ABCD　　11. ABC　　12. ABCD　　13. ABCD　　14. ACD
15. ABC　　16. ABCD　　17. ABC　　18. ABCD　　19. ACD　　20. ACD　　21. BD

22. ABCD　　23. ACD　　24. BCD　　25. ABCD　　26. ABD

五、判断题

1. √　　2. √　　3. √　　4. √　　5. ×　　6. ×　　7. √　　8. ×　　9. √　　10. ×
11. √　　12. ×　　13. ×　　14. ×　　15. √　　16. √　　17. √　　18. √　　19. ×　　20. ×
21. ×　　22. √　　23. √　　24. √　　25. √　　26. √　　27. ×　　28. √　　29. √　　30. ×
31. ×　　32. √　　33. √　　34. √　　35. √　　36. √　　37. √　　38. √　　39. √　　40. √
41. ×　　42. √　　43. √　　44. √　　45. √　　46. √　　47. √　　48. √　　49. √　　50. ×
51. ×　　52. √　　53. ×　　54. √　　55. √　　56. ×　　57. √

六、简答题

1. X 线管阳极的作用：①加上正高压,吸引和加速阴极电子高速撞击靶面产生 X 线；②将热量经阳极柄传导出去；③吸收二次电子。

2. 通过真空熔焊的办法把钨靶面熔焊在导热系数大的无氧铜铜体上,并通过阳极柄向外传导热量。

3. X 线管玻璃管壳的作用：①支撑阴极和阳极；②保持管内真空度,以提高灯丝电子到达阳极的效率。

4. 当阴极电子高速轰击靶面时,靶面因反射而释放出部分电子,称为二次电子。二次电子的危害有：①撞击到玻璃管壳内壁上,使玻璃温度升高而产生气体,降低管内真空度；②部分二次电子附着在玻璃壁上,使玻璃壁负电位增加,造成管壁电位分布不均匀,其结果使管壁产生纵向拉应力,易致玻璃管壁的损坏；③二次电子是散乱的,当它再次轰击靶面时,会产生散射 X 线而使 X 线成像质量降低。

5. 当管电流较大时,灯丝产生的电子数量较多,电子间排斥力增大,在阳极靶面上的轰击面积就增大,有效焦点也就增大,这种现象称为焦点增涨。

6. 旋转阳极 X 线管的优势是：旋转阳极 X 线管的焦点可设计得很小,提高了成像质量并且增大了功率。

7. 在 X 线机中设计转子制动装置,一方面可以减少磨损,另一方面可避免转子在临界转速时引起共振,避免管子损坏。

8. 金属陶瓷旋转阳极 X 线管的玻璃管壳由金属和陶瓷组合而成,金属部分位于 X 线管中间以吸收二次电子,陶瓷起绝缘作用。这样二次电子就不会沉积在管壳上,避免了在使用中 X 线管由于管壁击穿而损坏。

9. 三极 X 线管的阴极灯丝和阳极之间设有栅极,当栅极加上相对于阴极为负的电位或负脉冲时,不能产生 X 线。当负电位或负脉冲消失时,可产生 X 线,因此栅极电位可决定三极 X 线管的 X 线发生与否。栅极电位的变化无机械惯性,反应迅速,因此可实现快速曝光。

10. X 线机高压发生器有以下功能：①产生并输出 X 线管所需要的高压；②产生并输出 X 线管灯丝加热所需要的电压；③完成多球管 X 线机的管电压及灯丝加热电压的管位交换。

11. 高压变压器次级中心接地后,该中心的电位就与大地相同,为零电位,这样两个次级线圈的电压就为两根输出线间电压的一半,这样高压次级中心接地后,降低了高压变压器、高压电缆的绝缘要求。

由于高压变压器次级中心点电位为零,就可以在此处串入 mA 表,mA 表可安全地安装在控制台面上,保证了操作人员的安全。

12. 因为高压变压器次级中心接地处串接有 mA 表,为防止 mA 表电路断路而使中心点电位升高,所以在此处可并联一对放电针或一个放电管,当发生断路时,中心点电位升高,放电针放电或放电管导通,再次使高电位处对地接通,起到保护作用。

13. 因为 X 线管灯丝是连续负荷工作,工作时间较长,因此要求具有足够的容量,才能给 X 线管提供稳定的加热电压。

14. 虽然灯丝加热变压器初级电压约在 100~200V 之间,次级电压约在 5~12V 之间,初、次级电压并不高,但由于在 X 线机电路中,灯丝加热变压器的次级与高压变压器次级连在一起,当高压变压器工作时,灯丝加热变压器次级便处于高电位,因此,灯丝加热变压器的初、次级线圈间必须要具有足够的绝缘强度,以防产生高压击穿现象。

15. 高压整流器将高压变压器输出的交流高压变为脉动直流高压,加给 X 线管,使之始终保持在阳极为正、阴极为负的脉动直流高压下曝光,消除了逆电压的影响,充分发挥了 X 线管的效率。

16. 在双管及双管以上的 X 线机中,把高压发生器产生的 X 线管灯丝加热电压和管电压及时交换、输送到需要工作的 X 线管上。

17. 高压电缆半导体层的作用是消除金属屏蔽层与绝缘层表面的静电场,避免产生静电放电现象。

18. 高压电缆金属屏蔽层的作用是:因为金属屏蔽层通过固定环接地,这样当电缆发生高压击穿时,导电芯线的高压与金属屏蔽层短路,这样高电位迅速直接入地,从而保护了患者和操作者的人身安全。

19. 高压电缆在使用中,应注意防止过度弯曲,其弯曲半径要大于电缆直径的 5~8 倍,以免引起损坏,降低绝缘强度。平时要加强保养,保持电缆干燥、清洁,避免油污和有害气体的侵蚀。

20. 高压插头插入插座前要将插头与插座用乙醚或四氯化碳清洁处理。插头的插楔要对准插座的楔槽,不要转动插头,直插到位后用固定环固定即可。插头插入插座,插头的插脚应与插座的接线柱内孔紧密接触。插入时用脱水凡士林或硅脂作填充剂,以排出插座内的空气。

21. 自耦变压器是将 220V 或 380V 单一数值的电压变为多个不同数值且可调节的输出电压,以供给 X 线机各部分电路及元器件的工作需要,它是 X 线机供电的总枢纽。

自耦变压器的铁芯上只绕制一个线圈,该线圈中与电源连接的部分是初级线圈,与负载连接的部分是次级线圈。采用分段抽头式或滑轮滑动的方式将线圈分成若干段,在次级可输出各种不同数值且可调的电压。

22. 谐振式磁饱和稳压器的铁芯和普通变压器不同,初级侧的铁芯截面积较大,称非饱和铁芯;次级侧的铁芯截面积较小,称饱和铁芯。在非饱和铁芯上绕制初级线圈,在饱和铁芯上绕制次级线圈。

23. 谐振式磁饱和稳压器对电源频率要求严格,要求电源频率必须和谐振式磁饱和稳压器结构中 LC 组成的振荡频率相同。

24. X 线管灯丝加热后,灯丝侧后方发射出来的电子聚集在灯丝周围形成空间电荷,当管电压升高时,更多的空间电荷到达阳极,造成管电流随管电压的升高而增大的现象。为了保持管电流的稳定,设计了空间电荷抵偿器,当改变管电压时,调整灯丝加热电压值,使空间电荷造成的管电流增减与调整灯丝加热电压所带来的管电流增减正好抵消,从而保证管电流的稳定。

25. X线机中千伏表是用来预示管电压高低的仪表,其预示原理为:该表与高压变压器初级并联,即高压初级电压值就是加在表上的电压值,但是表盘上标出的值却是按照高压变压器的变压比经过换算为管电压(kV)值。

26. 遮线器安装在X线管管套窗口,用来遮去在X线检查中不必要的原发射线,控制X线照射野的形状和大小,使患者接受X线照射的范围减到最小。

七、综合题

略。

第三章　诊断X线机

一、名词解释

1. 电源电路:是指将外电源引入控制台内部,为自耦变压器供电的电路。

2. 高压变压器初级电路:是把自耦变压器输出可调电压送至高压变压器初级的电路。

3. 电容电流:高压变压器次级线圈匝与匝之间、层与层之间、线圈与地之间都存在着分布电容,这些分布电容在高压次级交流高压作用下充放电,从而形成的电流即电容电流。

4. X线管灯丝加热电路:是将电压送给灯丝加热变压器,再送至X线管灯丝,从而控制X线管电流的电路,又称管电流调节电路。

5. 程控X线机:由单片机控制的工频X线机,采用了计算机控制技术,设备的自动化程度显著提高,使用户操作简单方便。采用了输出参量软件补偿方式,使kV、mA、s三参量的控制更为精确。

6. 体层摄影:人体不动,X线管和胶片(IP等)保持相对运动,且在运动中曝光,曝光时X线透过人体后先通过活动滤线栅再到达胶片,使胶片感光的摄影。

7. 透视和点片摄影:在透视状态下需要摄影时,患者不动,通过选择键由透视直接切换至摄影的曝光过程。

8. 故障代码:机器具有故障自检功能,当设备运行中出现某种故障时,会显示相应的符号或代号。

9. 逆变式X线机:经过变频而获得400Hz以上交流工作电源的X线机称为逆变式X线机。

10. 电压调宽控制:是在电压的周期T不变时,通过改变变压器初级回路中电压的脉冲宽度,来实现改变输出电压的控制方式。

11. 电压调频控制:是通过改变变压器初级回路中电压的频率来实现改变输出电压的控制方式。

12. 视野:是指在一定的电极电压下,用与影像增强管轴线平行的X线照射时,在输出屏上显示的最大输入影像的尺寸。一般有6in、7in、9in、12in等固定视野增强管和11in/7in、9in/5in、4in/6in/14in等多种可变视野增强管。

13. 影像空间分辨率:在适当的条件下,使用分辨率测试卡,观察输出影像在1mm宽度内能看清的黑白线对数,用测定的黑白线对数来表示影像分辨率。

14. 同时传送:将一幅影像的所有像素,在同一时刻从发送端全部传送到接收端进行显示,即多通道的面传送。

15. 分时传送:将发送端组成影像的像素进行有规律的排列以某种形式采用单通道方式将信息分时序逐个传送到接收端进行显示,即单通道的逐点顺序传送。

16. 隔行扫描:将每帧影像分解为两场,先扫描一、三、五等奇数行,扫完屏幕得到一场称为奇数场;然后再扫描二、四、六等偶数行,扫完屏幕得到一场称为偶数场。这种扫描方式称为隔行扫描。

17. 逐行扫描:电子束从上而下一行一行的依次扫描,称为逐行扫描,即1、2、3、4……行的依次扫描。

18. ABC:自动亮度控制。

19. AEC:自动曝光控制。

二、填空题

1. 通用 X 线主机 滤线器摄影床 立位滤线器 X 线管支架

2. X 线主机 遥控诊视床 增强电视系统 数字点片系统

3. 牙科 X 线机 口腔全景 X 线机

4. 自耦变压器 电源开关 电源接触器 电源电压调节器 熔断器

5. 间接测量法 电阻补偿法 变压器补偿法

6. 为 X 线管提供管电压 对管电流进行测量 高压整流电路 管电流测量电路

7. 变压器抵偿法 分流电阻抵偿法

8. 灯丝初级电路 灯丝次级电路 实现管电流的控制

9. 接触器控制 可控硅控制 高压初级

10. 迅速启动 延时保护 适时制动

11. 控制 X 线机曝光时间长短 电容器充电到一定的电压值 电容器充放电

12. 单片机 全自动 液晶数字 操作程序

13. 电视操作板 监视器 控制台操作显示板 诊视床遥控板 控制柜 高压发生装置

14. 电源伺服电路 灯丝加热电路 接口电路 取样电路 微机控制电路(CPU) 操作显示电路

15. 主稳压电路 主稳压电路的电压限制电路 主稳压电路的过流保护电路

16. 采样板取样电路 透视 kV 取样电路 摄影和透视 mA 取样电路 接口板取样电路

17. 输出脉冲的频率 输出脉冲的宽度

18. 主电路 功率控制电路 阳极启动电路 键盘及显示电路 接口电路 计算机系统

19. 直流电源 直流逆变 逆变控制

20. 桥式逆变 半桥式逆变 单端逆变

21. 影像增强器 摄像机 显示器 自动亮度控制装置

22. 明室操作 X 线剂量降低 图像方便观察 便于实现图像数字化 便于教学和科研

23. 影像增强管 壳体 电源

24. X 线吸收率高 荧光效率高 图像分辨力高 与光电阴极光谱匹配好

25. CCD 式 CMOS 式

26. 线阵式　面阵式

三、单项选择题

1. C　　2. D　　3. A　　4. C　　5. D　　6. C　　7. B　　8. B　　9. A　　10. A
11. B　　12. C　　13. A　　14. A　　15. D　　16. A　　17. C　　18. C　　19. C　　20. B
21. A

四、多项选择题

1. ABCD　　2. ABCD　　3. AC　　4. ABC　　5. ABC　　6. ABC　　7. ABCD
8. ABC　　9. ABD　　10. ABC　　11. ABCD　　12. ABC　　13. ABCD　　14. AB
15. AD　　16. ABCD　　17. BCD

五、判断题

1. √　　2. ×　　3. √　　4. ×　　5. √　　6. ×　　7. ×　　8. √　　9. ×　　10. √
11. ×　　12. √　　13. √　　14. √　　15. ×　　16. ×　　17. √　　18. √　　19. ×　　20. ×
21. ×　　22. √　　23. √　　24. √　　25. √　　26. √　　27. √　　28. ×　　29. √　　30. ×
31. ×　　32. √　　33. √　　34. √　　35. ×

六、简答题

1. 不同型号的工频 X 线机的主要电路的组成基本相同,一般有电源电路、X 线管灯丝加热电路、高压变压器初级电路、高压变压器次级及管电流测量电路、安全保护电路、限时电路以及控制电路等。

2. 因为 X 线机的管电压很高,一般的仪表不能直接测量,所以对管电压的测量一般采用间接测量的方法。其原理是:在高压变压器空载时,测量出高压变压器初级电压的数值,再根据初级输入电压与次级输出电压成正比的原理,计算出对应的次级输出电压值,即是用高压变压器初级的电压值间接指示管电压。

管电压补偿的基本原理是:按不同管电流预先增加高压变压器初级电压,以补偿负载时的管电压降低的数值,补偿的千伏数值正好等于负载时降落的千伏数值。

3. 旋转阳极启动及延时保护电路主要有以下三个基本功能:一是延时保护,采用旋转阳极延时保护电路,其功能是防止阳极未启动或虽启动但没达到额定转速时曝光。二是快速启动,在电路设计上除采用较大容量的剖相电容外,还采用启动瞬间加上较高电压(150~170V),启动后自动降低电压(40~70V)的供电方式。三是适时制动,高速 X 线管的 X 线机中,都装有转子制动装置。制动装置的基本原理是在曝光结束,定子线圈的工作电压断开后,立即给工作绕组加一脉动直流电压,从而产生制动力矩,让转子快速停止转动。

4. 程控机具有普通摄影、滤线器摄影、体层摄影、立位摄影、透视和点片摄影以及自动透视等功能。

5. ①摄影 kV、mA、s/100(秒)分别通过 kV、mA、s/100 按钮,根据 X 线管容量保护值,由软件编制联锁保护条件,进行自由搭配。②透视 kV、mA 分别由相应的电位器设定;如配用 X-TV,按下 IBS 按钮,机器可自动完成透视 kV、mA 的调整。③旋转阳极的启动、运转和灯丝加热电路的工作状态,受保护电路和微机的双重监测,如果有故障发生将给出相应的故障代码。④摄影 kV 补偿由软件控制,保证在额定电源条件下,有较正确的 kV 输出。⑤在灯丝加热电路中,针对不同的管电压和管电流,软件确定了不同的灯丝触发频率,以提高 X 线输出的稳定性。⑥具有连续透视累积时间 5min 限时功能。在 s/100 窗内显示透视累积时间,达 300s 后程序会自动关闭透视。⑦使用两档曝光手闸,采用隔离的低压电源,以保护操作人员的安全;为防止无关人员影响机器正常工作及接受 X 线的辐射,设有外部联锁保护接口。⑧诊断床、摄影床的切换由五种工作方式确定,同时完成 X 线管的选择;摄影床配有体层摄影装置,可完成 0~22cm 内任一层面的纵向体层摄影;诊断床的 X 线管组件设有过热保护接口,并安装有温控开关,防止 X 线管因过热而损坏。

6. FSK302-1A 型程控机的主要技术参数如下:①电源:供电形式为三相四线制。使用两根相线、一根中线、(100%±10%)380V、50Hz±1Hz 的交流电源。供电电源开关及熔断器的容量应不小于 60A,电源内阻应小于 0.3Ω。②透视:管电压 45~110kV、管电流 0.5~5mA,都可连续调节。③摄影:管电压 44~125kV 分 41 档,管电流 30~500mA 分 8 档,曝光时间 0.02~5s 分 23 档。④最大输出功率:连续方式 0.41kW(0.74×110kV×5mA),间歇方式大焦点 29.6kW(0.74×80kV×100mA)、小焦点 9.25kW(0.74×125kV×100mA)。

7. 利用轻触开关控制整个高压发生装置与 380V 网电源的连接和分断,使用 FSK302-1A 型程控机开机电路可以防止高压发生装置在开机的状态下,供电电源突然中断后又恢复时,高压发生装置不会自动与网电源连接,必须再一次按下开机键才能与网电源连接。

8. 程控机电源电路主要由控制台+15V 控制电路主电源、+5V 微机电路供电电源、+15V 摄影 mA 模拟采样电路供电电源组成。

9. 程控机伺服控制电路主要由电源电压调整驱动电路、透视 kV 调整驱动电路、摄影 kV 调整驱动电路组成。

10. 程控机灯丝电路由灯丝逆变电路供电电源、灯丝输出脉冲宽度调整电路和灯丝逆变输出电路组成。

11. 程控机采样电路由采样板取样电路、摄影和透视 mA 取样电路、透视 kV 取样电路、接口板取样电路组成。

12. 程控机接口板取样电路由灯丝输出变压器初级电流取样电路、高压初级电压取样电路、旋转阳极启动采样电路组成。

13. 当摄影 kV 设置值改变后,CPU 将高压初级电压采样值与改变后的 kV 设置值进行比较,将比较结果转换为高压初级电压升高或降低的调整信号送调整电机驱动电路,使高压初级电压采样值与 kV 设置值相等,从而使高压初级电压值达到摄影程序设置的电压值。

14. 亮度自动控制(IBS)采用的是在透视 mA 手动设定的情况下,通过调整高压发生装置输出的 kV 值,保持影像亮度信号电压稳定,可稳定图像亮度。

15. X 线增强电视系统具有下列特点:①影像亮度高,医生可直接在亮室中进行操作和诊断。②X 线剂量降低,影像增强器将 X 线荧光亮度增强几千倍,可使 X 线输出量降低,减少了受检者的吸收剂量。③图像可实现实时远距离传送,可使用大屏幕监视器或多个监视器,供多人同时观察,便于教学、会诊、科研。④实现影像数字化,如数字透视、数字摄影和数字减影等影像明亮。⑤由于 X 线管负荷减轻,便于使用微焦点来提高影像质量。

16. 影像增强管的影像转换及增强过程如下:首先输入屏把 X 线像转换成可见光像,并由输入屏的光电阴极转换成电子像。然后光电子在阴极、聚焦电极及阳极共同形成的电子透镜作用下聚焦、加速,在输出屏上形成缩小、倒立并增强了的电子像。最后电子像再由输出屏转换成可见光像。

17. 行扫描是指电子束在水平方向的扫描过程。如果电子束从左向右移动期间,拾取光亮度信号进行影像信息传送,叫行扫描的正程。如果电子束从右向左移动期间,不拾取光亮度信号,不进行信息传送,叫行扫描的逆程。

场扫描是指电子束在竖直方向的扫描过程,又叫帧扫描。电子束在完成行扫描的同时自上而下扫描,并拾取信号进行影像信息传送的过程叫帧扫描的正程。扫完一帧后,电子束从下端迅速返回上端,开始第二帧传送,叫帧扫描的逆程。

18. 电子束一行紧跟一行的依次扫描方式称为逐行扫描。一般来说逐行扫描时频带宽度对电路的设计要求较高、难度较大,因此常采用的是隔行扫描方式,隔行扫描是将每帧影像分解为两场,先扫描一、三、五等奇数行,然后再扫描二、四、六等偶数行,这种扫描方式称为隔行扫描。

19. 乳腺摄影 X 线机有如下特点:使用钼靶 X 线管,其原子序数是 42。管电压使用范围低,不超过 60kV。这样乳腺摄影 X 线机产生的 X 线是能量较低、波长较长的软 X 线,波长约在 $0.063 \sim 0.071nm$,这种软 X 线适用于软组织摄影。

七、综合题

1. 图中 RD 为熔断器,防止电源电路短路或过电流;JLC 线圈为电源接触器线圈,当其得电后,两对常开触点 JLC_1 和 JLC_2 将闭合接通电源,常开触点 JLC_3 将闭合使 JLC 线圈自锁;KQA 为常开按钮开关,按下 KQA 接触器线圈得电;KTA 为常闭按钮开关,按下 KTA 接触器线圈失电;019 为电源电压选择开关,用于在安装时选择 380V 或者 220V 电源供电;014 为电源电压调节碳轮,当供电电压有波动时,用于电源电压的调节。

2. 当按下常开按钮开关 AN_1 时:
（1）电源接触器 JC_0 线圈得电电路为:
地线→DZ_{1-1}→DZ_{1-2}→AN_2→AN_1→JC_0(线圈)→DZ_{1-5}→RD_{12}→C(相)。
（2）自耦变压器 B_1 得电电路为:
A(相)→RD_{11}→DZ_{1-3}→JC_0(1、2)→B_1→B_{1-10}→JC_0(6、5)→DZ_{1-5}→RD_{12}→C(相)。
（3）电源电压表得电电路为:
B_1-A_4→电源电压表 LV→B_1-A_7。

3. 按下按钮开关 KQA 或 HQA 时:
（1）电源接触器 JLC 得电电路为:
(相)→001→1RD→KQA/HQA→HTA→KTA→JLC(线圈)→003→(中)。
（2）自耦变压器 ZOB 得电电路为:
(相)→001→1RD→JLC_1→220V 选择器→70V→ZOB_2→ZOB_6→014 碳轮→JLC_2→2RD→002→(相)。

4. 略。

5. 当接触器线圈 JC 得电时,常开触点 JC(1、2)和 JC(3、4)因触点动作间隙小首先闭合,将电阻 R 接入电路,随后瞬间(约 0.01s)常开触点 JC(5、6)闭合,又将 R 短路。当接触器线圈失电时,常开触点 JC(5、6)先断开,电阻 R 再次被接入电路,随后瞬间常开触点 JC(1、2)和 JC(3、4)断开,切断高压初级电路。所以在电路接通和断开的瞬间,输入电压因经过电阻 R 而被分压,从而抑制了高压变压器次级的过电压和触点间的电弧,起到了防突波、灭弧作用。

6. 图略,逆变式 X 线机是将 50Hz 或 60Hz 的交流电首先整流成直流电,然后经逆变电路转换成高频交流电,再经高压变压器升压后整流形成稳定的直流高压,加于 X 线管两极。

7. 若电路上能确保四只开关按以下顺序开闭,则在负载 Z 上的电压波形就是正、负交替的矩形波。

时间 t_1：K_1、K_2 闭合，K_3、K_4 断开，电流为 i_1，Z 上电压为 E。

时间 t_2：K_1、K_2 断开，K_3、K_4 断开，电流为 0，Z 上电压为 0。

时间 t_3：K_1、K_2 断开，K_3、K_4 闭合，电流为 i_2，Z 上电压为 $-E$。

时间 t_4：K_1、K_2 断开，K_3、K_4 断开，电流为 0，Z 上电压为 0。

$t_1 \sim t_4$ 为一个周期 T，然后周而复始，如果周期 T 适当的话，就可输出正负交替的矩形波。

第四章　数字 X 线设备

一、名词解释

1. IP 是 CR 记录信息的载体，是 CR 成像系统的关键部件。

2. 光激励发光：IP 荧光物质可将第一次被 X 线激发的信息记录下来，再次受激光照射时释放出与初次激发所接收的信息强度相对应的荧光，这种现象称为光激励发光。

3. 数字减影：数字减影是指在视野内发生某些特定改变的前后分别获得影像，通过数字化影像处理，实施减影来突出该特定改变的图像处理方法。

4. 激光相机：均使用激光直接扫描胶片使之感光。但根据显像环节的方法不同又分为湿法显像（显、定影冲洗显像）的湿式激光相机和热显像的干式激光相机。

二、填空题

1. 通用型　专用型
2. 保护层　荧光层　支持层　背衬层
3. 非晶硒平板探测器　非晶硅平板探测器　多丝正比室扫描型　CCD 型
4. 非晶硒　非晶硅
5. 高
6. 低　低
7. X 线发生装置　探测器装置　显示器　自动亮度控制　X 线剂量管理
8. 湿式激光相机　干式激光相机

三、单项选择题

1. B　　2. C　　3. D　　4. C　　5. B　　6. B　　7. D　　8. B　　9. C　　10. C
11. C　　12. A　　13. C　　14. B　　15. D　　16. A　　17. B　　18. A　　19. B

四、多项选择题

1. ABD　　　2. AD　　　3. ABCD　　　4. ACD　　　5. ABCD

五、判断题

1. √　2. ×　3. ×　4. ×　5. ×　6. √　7. ×　8. √　9. ×　10. ×
11. ×　12. ×　13. √　14. ×　15. √　16. ×　17. ×　18. ×　19. √　20. √
21. ×　22. ×　23. √　24. √　25. ×　26. ×　27. ×　28. ×　29. ×　30. √
31. ×　32. √　33. √　34. √　35. ×　36. √　37. ×　38. ×　39. ×　40. ×

118

六、简答题

1. ①对比度分辨率高:对低对比物体具有良好的分辨能力。②动态范围大,线性好。③量子检出效率高,辐射剂量小。④成像质量高:利用计算机技术进行图像后处理,可更精细地观察感兴趣的细节。⑤数字化传输和存储:能进入图像存储与传输系统,实现影像的集中贮存、网络传输和远程会诊,消除用胶片记录 X 线影像带来的种种不便。

影像具有的不足:空间分辨率低,约为 2~4LP/mm,胶片的空间分辨率在理论上能达到 5~7LP/mm。

2. 影响 CR 图像质量的因素大体上分为两部分,即 PSL 物质的特性和读取系统的电、光学特性。

(1) 激光束的直径:读取装置的激光束直径越小,则读取的信息量越多,得到的图像质量越好。

(2) 光电及传动系统的噪声:CR 系统噪声主要有 X 线量子噪声和光量子噪声。X 线量子噪声:CR 系统中 X 线量子噪声是在 X 线被 IP 吸收过程中产生的,与入射 X 线量、IP 的 X 线吸收效率成反比。光量子噪声:在光电倍增管把光激发发光强度转换为电信号的过程中产生光量子噪声。它与光电子数成反比,与 IP 的光激发发光量、导光器的聚光效率以及光电倍增管的光电转换效率成反比。

在读取过程中,外来光与反射光的干扰、光学系统的噪声,电流的稳定程度、机械传导系统的稳定程度,都会直接影响图像质量。

(3) 数字化的影响:取样频率低会使图像的空间分辨率降低,过高会使数据量大量增加,从而使图像处理时间过长。数字化的取样间隔为 0.1~0.2mm、空间分辨率一般为 2~3.3LP/mm。

3. IP 由于长期重复使用,表面会出现一些划痕和灰尘,应定期清洁,防止伪影产生。方法是采用脱脂棉蘸肥皂液从 IP 中心沿环形方向依次向边缘擦拭,注意勿划伤 IP。

4. 根据探测器的不同 DR 可分为:非晶硒平板探测器、非晶硅平板探测器、多丝正比室扫描型和 CCD 型四种。

5. 一般医用激光相机成像系统的工作原理按照信号流程和胶片行程的描述是:①数字化医学影像设备输出的数字化影像信号由激光相机接口送入激光相机的存储器中。②胶片由供片暗盒自动提供,在引导轴传送下高精度地移动到打印滚筒的位置。③激光相机根据存储器中影像信号的不同产生不同强度的激光束,激光束通过摆式反光镜反射,并通过多棱镜的旋转对专用的激光胶片进行扫描式地曝光打印。④在整个曝光过程中装载胶片的打印筒与激光束同步运动,按预先编排的打印版面(例如 1、2、4、16、20 等分格)进行打印,激光胶片在激光束的照射下感光形成潜影。⑤激光胶片将被传送到后续的显像环节应用"湿法"或"干法"显像处理后产生影像照片。⑥湿式激光相机可以通过专用连接部件与其显定影系统—洗片机直接对接,进行后续的显影、定影、水洗、干燥等处理,还可以人工去暗室冲洗。⑦干式激光相机成像无须化学处理的洗片过程,经过热鼓加热显像。

6. 激光相机打印系统是激光相机的核心部件,包括:激光发生器、调节器、发散透镜、多角光镜、聚集透镜、高精度电机以及滚筒等。其功能是完成激光扫描,使胶片感光。激光发生器是激光成像系统的光源,激光束将输入的信号以点阵方式记录在激光胶片上。

七、综合题

略。

第五章 X线计算机体层成像设备

一、名词解释

1. CT 值:计算公式为:CT 值 $= \dfrac{\mu_{组织} - \mu_{水}}{\mu_{水}} \times k$。其中 $\mu_{组织}$ 表示某组织的衰减速系数,$\mu_{水}$ 表示水的衰减系数,k 是分度系数,通常为 1 000。

2. 飞焦点 X 线管:采用飞焦点技术的 X 线管,在 X 线发生时,阴极灯丝发射的电子在管外偏转线圈产生的磁场作用下,沿阳极靶盘焦点轨迹方向以一定频率,交替撞击在两个位置上产生 X 线。

3. 扫描速度:是 X 线束和探测器对患者完成 360° 旋转扫描所用时间。

4. 螺距:X 线管旋转一周时扫描床移动的距离。

5. 层厚:由准直器设定的 X 线束的厚度。

6. 螺旋因子:螺距除以层厚,或螺距除以探测器准直宽度。

7. 成像范围:一次采集中成像的第一层面中点与成像的最后一层面中点之间的距离。

8. 各向同性成像:各向同性成像即在所有方向上空间分辨率几乎相同的成像。

9. 空气校准:对各成像组件,特别是探测器因环境的变化而引起的误差进行修正。

二、填空题

1. 0 −1 000
2. 扫描 计算机 图像显示与存储
3. X 线发生装置 准直器 滤过器 数据采集系统 扫描架 扫描床
4. 滑环 碳刷
5. 皮带 线性电机直接驱动
6. 滑环传输 光电传输 射频传输
7. 高压滑环 低压滑环

三、单项选择题

1. C 2. A 3. D 4. B 5. B 6. D 7. D 8. B 9. C 10. A

四、多项选择题

1. ABD 2. ABC 3. CD 4. ACD 5. ABC 6. AD

五、判断题

1. √ 2. √ 3. × 4. √ 5. × 6. √ 7. × 8. √ 9. × 10. ×
11. × 12. √ 13. √ 14. √ 15. √ 16. √ 17. √ 18. × 19. √ 20. √
21. × 22. × 23. √ 24. √ 25. × 26. √ 27. × 28. √ 29. √ 30. √
31. × 32. √ 33. √ 34. ×

六、简答题

1. CT 系统由三大系统组成,包括扫描系统、计算机系统、图像显示与存储系统等。

（1）扫描系统由 X 线发生装置、数据采集系统、准直器、滤过器、扫描架和扫描床等组成。其主要作用是发射 X 线和采集重建图像所需的原始数据。

（2）计算机系统的控制部分，主要完成扫描控制和数据采集控制；图像重建单元，主要完成图像的重建运算；图像显示，主要完成图像数据的缓存与图像的显示；数据存储，完成原始数据和图像数据的存储。

（3）重建与存储系统，主要由计算机完成，作用主要是完成图像后处理，并进行数据的存储。

2. 螺旋 CT 的特点

（1）螺旋 CT 扫描的特点：螺旋 CT 使用滑环技术，扫描架的转动部分连续转动、X 线连续发生、床面带动患者连续移动、探测器数据采集连续进行。螺旋 CT 患者单次屏气期间可以完成整个扫描检查部位的扫描，然后可以回顾性进行任意位置、间距的层面图像重建，为三维处理提供了很好的基础。

（2）螺旋 CT 对硬件的要求：要求 X 线管的阳极热容量足够大，要求计算机的速度足够快、存储容量足够大。

（3）螺旋 CT 的算法：首先必须对原始螺旋投射数据进行插值处理，得到足够多的重建平面投影数据，然后采用类似普通 CT 的滤过反投影法或卷积反投影法进行图像重建。

3. 多层螺旋 CT 的特点：

（1）探测器结构：多层螺旋 CT 的探测器在 Z 轴方向上有多个探测器排，Z 轴空间分辨力。

（2）使用厚扇形 X 线束：X 线扇束厚度等于多个层面的总厚度，提高了 X 线的利用率。

（3）实现各向同性：提高 Z 轴空间分辨率，从而实现各向同性分辨率。

（4）多层螺旋 CT 的层厚调节：层厚由探测器的排间组合情况决定，并可在回顾性重建时在一定范围内改变。

（5）重建算法：4 层以上螺旋 CT 图像重建时需考虑 X 线束锥形角的影响。为减少锥形束伪影，而使用锥形束重建算法。

第六章 磁共振成像设备

一、名词解释

1. 自旋：原子核总以一定的频率绕着自己的轴进行高速旋转称为自旋。

2. 核磁：原子核带有正电荷，当原子核自旋时就形成电流环路，从而产生具有一定大小和方向的磁化矢量，这种由于带正电的原子核自旋产生的磁场称为核磁。

3. 弛豫时间：把具有单数质子的氢原子核置于均匀的强磁场中，氢原子核的磁矩取向将按磁场的磁力线方向取向，产生一个与强磁场方向一致的宏观纵向磁化矢量。当用一定频率的射频脉冲进行激发，作为小磁体的氢原子核吸收一定的能量而共振，即发生了磁共振现象。停止发射射频脉冲，被激发的氢原子核把所吸收的能量逐步释放出来，其相位和能级都恢复到激发前的状态。这一恢复过程称为弛豫过程，所用的时间则称为弛豫时间。

4. 纵向弛豫时间：自旋-晶格弛豫时间又称纵向弛豫时间，反映自旋核把吸收的能量传给周围晶格所需要的时间，也是 90° 射频脉冲质子由纵向磁化转到横向磁化之后再恢复到纵向磁化激发前状态的 63% 所需时间。

5. 横向弛豫时间：自旋-自旋弛豫时间，又称横向弛豫时间，反映横向磁化衰减、丧失的过程，也是横向磁化维持到 37% 所需要的时间。

6. 有效容积:梯度场的有效容积又称均匀容积,是指线圈所包容的、其梯度场能够满足一定线性要求的空间区域。这一区域常位于磁体中心,并与主磁场的有效容积同心。梯度线圈通常采用的鞍形线圈,对于鞍形线圈,其有效容积只能达到总容积的60%左右。

7. 梯度线性:是衡量梯度场平稳度的指标。线性越好,表明梯度场越精确,空间定位越精确,图像的质量就越好。梯度场的非线性一般不能超过2%。

8. 梯度强度:指梯度场能够达到的最大值。梯度场越强,扫描层厚就越薄,体素就越小,影像的空间分辨率就越高。

9. 梯度爬升时间:是指单位时间内的梯度场变化快慢的程度,梯度场爬升越快,所需的爬升时间越短。梯度变化快,开启时间就短。梯度上升快,就可以进一步提高扫描速度。

10. 梯度场切换率:是指在一个成像周期的时间内梯度场工作时间所占的百分数。

11. GCU:即梯度控制器,它的任务是按系统主控单元的指令,发出所需梯度的标准数字化的控制信号。

12. DAC:即数模转换器,是将数字量变为模拟量输出的器件。

13. 射频线圈的灵敏度:是指接收线圈对输入信号的响应程度,灵敏度越高,就越能检测到微弱的信号,但同时噪声水平也会随之提高,使信噪比下降,所以灵敏度并不是越高越好。

14. 射频线圈的均匀度:指发射射频场或接收磁共振信号的均匀性,因为电磁波会随着距离的增加而逐渐减弱,所以它所产生的磁场并不均匀。磁场均匀度与线圈的几何形状有关,螺线管线圈及其他柱形线圈提供的均匀性最好,表面线圈的均匀性最差。

15. 射频线圈的品质因数:指线圈谐振电路的特性阻抗与回路电阻的比值,它与线圈的通频带宽有关。

16. 射频线圈的有效范围:是指激励电磁场可以到达的空间范围,有效范围取决于线圈的几何形状。

17. 有源屏蔽:是指由一个线圈或线圈系统组成的磁屏蔽。与工作线圈(内线圈)相比,屏蔽线圈可称为外线圈。这种磁体的内线圈中通以正向电流,以产生所需的工作磁场;外线圈中则通以反向电流,以产生反向的磁场来抵消工作磁场的杂散磁场,从而达到屏蔽的目的。如果线圈排列合理或电流控制准确,屏蔽线圈所产生的磁场就有可能抵消杂散磁场。

18. 无源屏蔽:无源屏蔽使用的是铁磁性屏蔽体,它因不使用电流源而得名。有房屋屏蔽、定向屏蔽、铁轭屏蔽三种。房屋屏蔽即在磁体室的四周墙壁、地基和天花板等六面体中镶入4~8mm厚的钢板,构成封闭的磁屏蔽间,屏蔽范围大,用材数量多,费用高。定向屏蔽是若杂散磁场的分布仅在某个方向超出了规定的限度(如5高斯),可只在对应方向的墙壁中安装屏蔽物,形成杂散磁场的定向屏蔽。铁轭屏蔽是指直接在磁体外面周围安装铁轭(导磁材料),也称自屏蔽体。

19. 临界温度:又称转变温度,是指超导体电阻发生突变时的温度。物质不同,其 Tc 值也不同,类似于水银和铌(Nb)这样的金属,它们在常温下电阻很大,但在液氦温度下却呈现出超导性。

20. 临界磁场:当外加磁场达到一定数值时,超导体的超导性即被破坏,物质从超导态转变为正常态,这一磁场即称为临界磁场。由此可见,超导体只有在临界温度和临界磁场下才具有完全抗磁性和完全导电性。

21. 临界电流:理论上,电阻为零的金属就应该在很小的截面上通过无穷大的电流。其实不然,在一定的温度和磁场下,当单位截面的电流达到某一数值后超导性也会遭到破坏,这一数值就是临界电流。

二、填空题

1. 磁场强度　梯度磁场强度和切换率　线圈特性　测量条件
2. 主磁体系统　梯度磁场系统　射频发射与接收系统　计算机　运行保障系统
3. 射频蔽体(或磁屏蔽体)　冷水机组　不间断电源　机房专用空调　超导磁体的低温保障设施
4. 磁场强度　磁场均匀性　磁场稳定性　有效孔径　磁场的安全性
5. 永磁型　常导型　混合型　超导型
6. 铁镍钴　铁氧体　稀土钴
7. 有效容积　梯度线性　梯度场强　梯度爬升时间　梯度切换率
8. 梯度控制器　数模转换器　梯度放大器　梯度线圈　梯度冷却系统
9. 信噪比　灵敏度　射频场均匀度　线圈品质因数　填充因数　线圈的有效范围
10. 全容积线圈　表面线圈　体腔内线圈　相控阵线圈　部分容积线圈
11. 亥姆霍兹线圈　螺线管线圈　四线结构线圈　STR 线圈　笼式线圈
12. 振荡器　频率合成器　放大器　波形调制器　终端发射匹配电路　RF 发射线圈
13. 操作系统　语言处理系统　常用例行服务程序
14. 临界温度　临界磁场　临界电流

三、单项选择题

1. B　　　2. A　　　3. C　　　4. B　　　5. A　　　6. C　　　7. C　　　8. C

四、多项选择题

1. ABC　　　2. ABCD　　　3. ABCD　　　4. ABD　　　5. ABC

五、判断题

1. √　　2. ×　　3. ×　　4. ×　　5. ×　　6. ×　　7. ×　　8. ×　　9. √　　10. ×
11. ×　　12. ×　　13. ×　　14. ×　　15. √　　16. √　　17. ×　　18. ×　　19. √　　20. ×
21. √　　22. ×　　23. ×　　24. ×　　25. ×　　26. √　　27. ×　　28. ×　　29. ×　　30. ×
31. ×

六、简答题

1. 磁性原子核需要符合的条件是:①中子和质子均为奇数;②中子为奇数,质子为偶数;③中子为偶数,质子为奇数。

2. MRI 设备的优点是:①多参数成像,可提供丰富的诊断信息,既可获得对比像、解剖像,又可取得功能活动像;②人体氢核含量高,可高对比成像;③任意方位体层、三维成像;④不用对比剂,就可进行磁共振血管造影(MRA);⑤无骨伪影干扰,颅后窝病变清晰可辨;⑥能提供组织特征和功能信息,使疾病诊断深入到分子生物学和组织学水平;⑦无电离辐射;⑧可使 MRI 设备用于介入治疗,建立智能手术室,进行手术导航。

3. MRI 设备是由磁体系统、梯度磁场系统、射频发射和接收系统、计算机和图像处理系统、运行保障系统等组成。

4. MRI 设备按成像的范围分类有:实验用 MRI 设备、局部 MRI 设备、全身 MRI 设备。

按主磁场的产生方法分类有：永磁型、常导型、混合型、超导型。

按静磁场的磁场强度分类有：低场机、中场机、高场机、超高场机。

按主磁场的临床应用分类有：介入型、通用型。

5. 梯度系统是由梯度控制器、数模转换器（DAC）、梯度放大器、梯度线圈、梯度冷却系统等部分组成。

6. 梯度控制器（GCU）的任务是按系统主控单元的指令，发出所需梯度的标准数字化的控制信号给数模转换器（DAC），转换成相应的模拟电压控制信号，据此产生梯度放大器输出的梯度电流。

7. 射频线圈有发射和接收两个基本功能。发射是指辐射一定频率和功率的电磁波，使被检体内的氢质子受到激励而发生共振；接收是指检测被激氢质子的进动行为，即获取 NMR 信号。因此，从功能上看，射频线圈有发射线圈和接收线圈之分。但都作为换能器，在射频激励过程中，将射频功率转换为在成像空间横向旋转的射频磁场；在信号的接收阶段，射频线圈以及相关的前置放大器又将磁化矢量 M 的变化转变为电信号。实用中发射线圈和接收线圈做在一起，形成既能发射又能接收的两用线圈（射频线圈），工作时在发射和接收之间进行快速切换。

8. MRI 主计算机系统主要是控制用户与磁共振各系统之间的通信，并通过运行扫描软件来满足用户的所有应用要求。即主计算机有扫描控制、患者数据管理、归档影像（标准的网络通讯接口）、评价影像以及机器检测（包括自检）等功能。目前 MRI 设备多采用高档微机，其成像速度主要决定于测量系统和影像处理系统的运行速度。

9. 主计算机系统由主机、磁盘存储器、光盘存储器、控制台、主图像显示器（主诊断台）、辅助图像显示器（辅诊断台）、图像硬拷贝输出设备（多格式相机或激光相机）、网络适配器以及测量系统的接口部件等组成。

10. MRI 使用时应注意以下几点：①致冷剂泄漏：检查室必须安装氧气检测报警器。②铁磁性物质的抛射：进入检查室的人员应除去所有的铁磁性物质，可造成抛射问题的物品严禁带入检查室。③金属异物：应慎重对待体内有金属（起搏器、介入留置夹、金属关节、种植牙、金属节育环等）植入的患者。④监护、抢救设备：对危重患者，不能将急救设备（监护仪、呼吸机、氧气瓶等）带入强磁场的检查室。⑤幽闭恐惧症患者、精神紧张恐惧者、癫痫患者、早孕者（三个月内）应延期检查、家属陪同检查或停止检查。

七、综合题

略。

第七章 超声成像设备

一、名词解释

1. 超声波方向性：超声波频率很高，波长很短，具有很强的方向性。超声波沿直线传播，因此能定向传播，探查人体的内部组织结构。

2. 声轴：声束中心的轴线称为声轴，它代表声束传播的主要方向。

3. 多普勒效应：当超声波与反射界面或散射体之间存在相对运动时，接收到的声波频率与入射波频率存在差别，这种现象称为多普勒效应。

4. 彩超:彩色多普勒血流成像图对应的仪器简称为彩超,多普勒效应在医学临床诊断中用于心脏、血管、血流和胎儿心脏的诊断。

5. A型超声诊断仪:是利用超声束在人体组织中传播遇到不同声阻抗的邻近介质界面时,在该界面上就产生反射(回声),该回声在示波器的屏幕上以波的形式显示出来的仪器。

6. 灰阶(对比)分辨率:是指能分辨出的最小的图像细微的亮度差异。它与灰阶级数有关,目前的彩超灰阶级数一般为256级。

7. PWD:脉冲波多普勒。

8. CWD:连续波多普勒。

9. ESWL:体外冲击波碎石。

10. 正压电效应:由机械能转变成电能的过程称为正压电效应。

11. 逆压电效应:由电能转变成机械能的过程称为逆压电效应。

12. 动态范围:一般是指接收回声信号的动态范围,也就是接收的最大信号电压与最低信号电压之比。

二、填空题

1. 超声检查仪　彩色多普勒超声诊断仪　超声治疗仪
2. 声透镜　匹配层　压电晶体元件　吸声块
3. 探头　发射电路　接收电路　扫描电路　显示器　记录装置
4. 连续波多普勒诊断仪　脉冲式多普勒诊断仪
5. 20 000
6. 20　20 000
7. 真空
8. 反
9. 直线
10. 光
11. 垂直
12. 强　消失
13. 0.1%
14. 减少　损失
15. 红
16. $f_d = f_R - f_0 = \pm \dfrac{2v\cos\theta}{c} \cdot f_0$
17. 脉冲波多普勒(PW)　连续波多普勒(CW)　高脉冲重复频率多普勒(HPRF)
18. 逆压电效应　正压电效应
19. 强　弱
20. 亮度
21. 电子探头　DSC
22. 血流速度　种类
23. 探头　扫描转换电路
24. 接收电路　视频
25. 重建　实时

三、单项选择题

1. B　　2. A　　3. B　　4. B　　5. C　　6. C　　7. B　　8. C　　9. B　　10. A

11. B　12. C　13. B　14. A　15. B　16. B　17. D

四、多项选择题

1. ABCD　　　2. ABCD　　　3. BCD　　　　4. BCD　　　5. ABC

五、判断题

1. ×　　2. √　　3. ×　　4. √　　5. ×　　6. √　　7. ×　　8. √　　9. √　　10. ×

11. √　12. ×　13. ×　14. ×　15. ×　16. √　17. √　18. ×　19. ×　20. ×

21. ×　22. ×　23. √　24. √　25. ×

六、简答题

1. 超声探头其结构主要有换能器、外壳、连接电缆等。①换能器是超声探头完成超声波和电信号相互转换的核心组件,其功能是发射超声波和接收超声回波。换能器主要由声透镜、匹配层、压电晶体和吸收块组成。②外壳的功能主要是支撑、屏蔽、密封和保护换能器。③连接电缆的功能是连接换能器和主机。

2. ①方向性好:超声波频率很高,波长很短,具有很强的方向性,因此可定向传播,检查人体的内部组织结构。②反射、折射:当超声波在声阻抗不同的介质中传播时能发生反射、折射等现象。③吸收与衰减:超声在介质中传播时,超声的部分能量转变成其他能量而引起声能耗损的过程称为超声波的吸收。超声波在介质中传播时,由于吸收,随着传播距离的增加,其声强逐渐减弱,这种现象称为声波的衰减。④多普勒效应:当超声波与反射界面或散射体之间存在相对运动时,接收到的声波频率与入射波频率存在差别,频差的大小与相对运动速度成正比,这种现象称为多普勒效应。

3. 超声换能器又称超声探头,它同时具有发射和接收超声波的作用。将电信号加载在压电晶片上引起震荡产生超声,这就是探头的逆压电效应,利用此效应发射超声波。将从人体组织返回的超声回波作用在压电晶片上转换成电信号,这是探头的压电效应,利用此效应接收超声波。

4. B 型超声诊断仪简称 B 型超声或 B 超,在图像信息的显示方面,B 超采用亮度调制方式来显示深度方向所有界面的反射回波信息。B 型超声探头发射的声束在与体表平行的方向上,是以快速电子扫描的方式逐次获得不同位置和不同深度的所有界面的反射回波,当一帧扫描完成,可获得一幅由声束扫描方向决定的二维图像,我们也称此图像为线形扫描图像。另外,也可以通过改变探头的角度,使超声波束的指向方位快速变化,即每隔一定小角度,被探测方向的不同深度所有界面的反射回波,都以亮点的形式显示在对应的扫描线上,形成一幅由探头摆动方向决定的二维图像,我们称此图像为扇形扫描图像。通过连续不断地高速扫描,可实现对运动脏器的实时动态图像显示。

5. 超声探头在使用时应注意:

(1) 首先阅读探头使用说明书,严格按使用说明操作。

(2) 在使用过程中,应轻拿轻放。

(3) 探头的装拆都应关闭整机电源后进行。

(4) 在开机使用时,若检查患者暂停,应及时按冻结键,使仪器处于冻结状态。

（5）有些探头不允许接触某些有机溶剂。

（6）应使用非油性、无腐蚀性的耦合剂。

（7）非水密封探头不能浸水使用,以免损坏探头内部电路。

（8）不得高温消毒。

（9）使用前检查探头外壳有无破损,电缆有无破损断裂。若有损坏应更换。

（10）小心保护探头表面,防止划损。使用完毕,及时用湿纱布或柔软的卫生纸擦净。

6. 彩色多普勒的优点:①探测血流状态区分是层流还是湍流:层流通常在正常管径的血管及正常的瓣膜口处。彩色多普勒显示为色彩单纯、中心明亮、边缘暗淡的血流束,多普勒频谱呈窄带型。湍流通常在血流通过狭窄处时,流线集中,进入宽大管腔后,流线松散,速度参差不齐,形成湍流,频谱曲线呈宽带充填型,彩色多普勒呈色彩明亮多色镶嵌状。②检测血流速度:利用仪器上设置的测量程序可直接测定峰值流速、平均流速、加速度、减速度、血流量等。③估测压力阶差:根据简化的伯努利方程 $\Delta P = 4V^2$ 可推算压力阶差,评估瓣口狭窄程度及心腔压力。④判断反流与分流:明确地判定反流与分流的部位、时相、程度及范围等。

7. 超声在介质中传播时,部分能量用于克服介质的黏滞性所造成的内摩擦力而转变成热能。由于超声的部分能量转变成其他能量而引起声能耗损的过程称为超声波的吸收。由于吸收,超声波在介质中传播时,随着传播距离的增加,其声强逐渐减弱,这种现象称为声波的衰减。

七、综合题

（1）外壳出现裂纹、碎裂或软化变形等现象:产生的原因可能是外壳的某些部位应力集中所致,或碰拉、摔跌,或遇到某些有机溶剂和质量不好的耦合剂所致。遇到这种情况应更换外壳。

（2）声透镜磨损:声透镜裸露在外,容易磨损,特别是四个角。一旦露出晶片,就应更换新的声透镜。否则,耦合剂就会沿破损处进入探头内部,既会损坏晶片,又会发生电气安全问题。如果声透镜破损,就会有气泡进入匹配层和声透镜之间,在屏幕上就会有黑条纹出现,影响图像质量。这时通过挤压透镜表面可以看见黑白条纹是可以变化的,应及时更换同型号的声透镜。

（3）声透镜剥离脱落:探头使用一段时间,由于声透镜与匹配层没有粘合好,就会出现声透镜部分剥离的现象,甚至完全剥离脱落。此时应更换声透镜,以保安全。

（4）电缆线断、护套破损或导线裸露:应更换新电线,以保安全。

第八章 核医学成像设备

一、名词解释

1. 核医学:是研究核技术在医学中的应用及其理论的科学,是主要以脏器内外正常组织与病变组织之间的放射性浓度差别为基础达到诊断脏器病变的一门学科。

2. γ照相机:亦称闪烁照相机,它是一种对人体内脏器中的放射性核素分布进行一次成像,并可进行动态观察的核医学成像设备,是诊断肿瘤及循环系统疾病的重要设备。

3. SPECT:单光子发射型计算机体层设备。

4. PET:正电子发射型计算机体层设备。

二、填空题

1. 探测器 电子线路 显示记录装置 机械支架 床

2. 准直器

3. 将闪烁晶体产生的荧光有效地传输到光电倍增管的输入屏上

4. 准直器　闪烁晶体　光导纤维　光电倍增管阵列

5. 定位选择器

6. 低能准直器　中能准直器　高能准直器

7. 单针孔型　多针孔型　多孔聚焦型　多孔发散型　平行孔型　平行斜孔型

8. 低能通用型　低能高分辨率　低能高灵敏度

9. 探测器　机架　床　控制台　计算机　外围设备

10. 探测器　机架　控制台　计算机　外围设备

11. 湮没辐射　探测器阵列

三、单项选择题

1. B　　2. B　　3. D　　4. D　　5. A　　6. D　　7. A　　8. B　　9. B

四、多项选择题

1. ABCD　　2. ABC　　3. ABCD　　4. ABCD　　5. ABCD

五、判断题

1. √　　2. ×　　3. ×　　4. √　　5. √　　6. ×　　7. ×　　8. √　　9. √　　10. √

11. ×　　12. ×　　13. √　　14. ×　　15. √　　16. √　　17. √　　18. ×　　19. ×　　20. ×

21. ×　　22. √　　23. √　　24. ×　　25. ×

六、简答题

1. γ照相机的基本结构是由准直器、闪烁晶体、光电倍增管、前置放大器、定位电路、显示记录装置、机械支架和床等组成。

2. 人体组织吸收放射性药物后辐射出的γ射线,经过准直器入射到闪烁晶体,经闪烁晶体接收并转换成可见光子,发出闪烁荧光。闪烁晶体发出的闪烁荧光通过光导纤维耦合给光电倍增管。探测器内有数十只光电倍增管,它们构成一个呈六角晶体状排列的阵列。光电倍增管将接收到的闪烁荧光按照一定的比例关系转换成电流,经过前置放大器放大和定位电路后,形成四路含有 X、Y 位置信息和能量信息的电脉冲信号。再经过位置信号通道和能量信号通道处理,输出 X、Y 位置信号和能量信号。这些信号输出给余辉显示器的水平和垂直偏转板,使同时输入的能量信号定位触发阴极射线管(CRT)起辉。CRT 逐个累计光点达一定量,即可形成一帧闪烁图像。

3. γ照相机的优点是:①通过连续采集和显像,追踪和记录放射性药物通过某脏器的形态和功能,并可进行动态研究;②检查时间相对较短,方便简单,特别适合儿童和危重患者检查;③显像迅速,便于多体位,多部位观察;④通过对图像相应的处理,可获得有助于诊断的数据或参数。

4. SPECT 由探测器、机架与检查床、操作台和计算机等部分组成。

其特点是可成体层影像,也可三维成像;具有衰减伪影,必须消除射线因衰减造成的误差;空间分辨率较差;灵敏度较低;价格便宜。

5. PET 由探测器与采集系统、机架、计算机与外围设备等组成。

其特点是灵敏度与分辨率高;示踪剂具有生物学活性、放射性损伤小、系统复杂、费用高。

6. SPECT 的日常维护如下：

（1）保持良好的环境。

（2）机械装置检查及润滑。

（3）电器部件的保养。

第九章　医学图像存储与传输系统

一、名词解释

1. PACS：图像存储与通讯系统。

2. DICOM：医学数字图像和通讯。

3. ACR：美国放射学会。

4. NEMA：国际电气制造业协会。

5. HIS：医院信息系统。

6. RIS：放射科信息系统。

7. LIS：检验科信息系统。

8. IHE：医疗卫生综合标准。

二、填空题

1. 图像的获取与传输　图像管理　图像处理与显示　图像存储

2. 在线　近线　离线

3. 响应时间　权限和范　访问优先级

4. 科室级　全院级　区域级

5. PACS 服务器　图像数据采集系统　数据通信网络　存储设备

6. 以太网技术　光纤分布式数据接口技术　异步传输模式

7. 医学影像设备　图像显示处理设备　远程通信设备　图像硬拷贝设备

三、单项选择题

1. C　　2. D　　3. A　　4. D　　5. B　　6. C　　7. D　　8. C　　9. C

四、判断题

1. √　　2. √　　3. ×　　4. √　　5. √　　6. ×　　7. √

五、简答题

1. PACS 具有以下优点：①便于图像传递和交流，实现图像数据共享；②可在不同地方同时调阅不同时期和不同成像手段的多幅图像，并可进行图像的再处理，为开展远程影像诊断、综合影像诊断和多学科会诊提供了必要条件；③采用大容量可记录光盘（CD-R）存储技术，实现了部分无胶片化，减少了胶片的使用量，降低了管理成本；④简化了工作流程，提高了工作效率；⑤改善了医生的工作模式，缩短了患者的候诊时间，降低了重拍概率，提高了服务质量；⑥图文并茂，丰富了诊断报告内容；⑦可对医疗设备的工作状态及工作量进行实时监控、管理，提高了设备的使用效率。

2. PACS 的主要结构包括 PACS 服务器、图像数据采集系统、数据通信网络、存储设备等。服务器是网络的核心部件，它用来传递来自客户的请求信息，对整个系统进行管理、配置、调度、请求响应、数据分发等。

3. PACS 系统核心层设备由 PACS 主服务器（PACS server）、RIS 主服务器（RIS server）、后备服务器（standby server）、域控制服务器（domain server）以及后备域控制服务器、时间服务器（time server）组成。

参考文献

[1] 裴作升,黄祥国.医学影像设备学实训与学习指导[M].北京:人民卫生出版社,2014.

[2] 黄祥国,李燕.医学影像设备学[M].3版.北京:人民卫生出版社,2014.

[3] 徐跃,梁碧玲.医学影像设备学[M].3版.北京:人民卫生出版社,2012.

[4] 秦维昌.医学影像设备学[M].北京:人民军医出版社,2006.

[5] 徐小萍,李智祥.医用X线机应用与维护[M].北京:人民卫生出版社,2011.

[6] 石继飞,王毅迪,曹允希.医学影像设备实训与考核[M].郑州:郑州大学出版社,2014.

[7] 石明国.2018年全国医用设备使用人员业务能力考评教材-医用影像设备(CT/MR/DSA)成像原理与临床应用[M].北京:人民卫生出版社,2017.

[8] 王骏,刘小艳.2018年全国医用设备使用人员全真模拟与精解[M].沈阳:辽宁科学技术出版社,2018.

[9] 张佐成.医学影像设备学学习指导和习题集[M].北京:人民军医出版社,2006.

[10] 金浩宇,李哲旭.医用超声诊断仪器应用与维护[M].北京:人民卫生出版社,2011.